Bahadori · Ditsios · Pestemer-Lach: **MEDIZINISCHES INTERVALLFASTEN**

VdÄ

Priv.-Doz. Dr. Babak Bahadori
Dr. Erwin Ditsios
Iris Pestemer-Lach

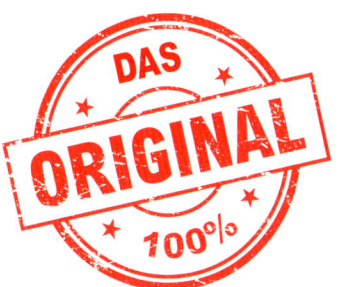

Medizinisches Intervallfasten

Die sieben Stufen zum Gleichgewicht

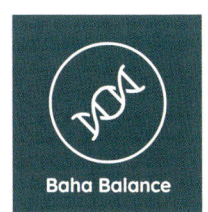

Baha Balance

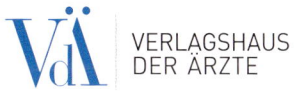

VERLAGSHAUS
DER ÄRZTE

ABBILDUNGSNACHWEIS

Dr. Babak Bahadori: Seite 10, 11
Iris Pestemer-Lach: Seite 23
Dr. Erwin Ditsios: Seite 21 o.
Shutterstock: Seite 3 (Hafid Firman) 12 (Vital9s), 15 (Akhenaton Images), 17 (ESB Professional), 21. u. (Rawpixel.com), 25 (Ana Blazic Pavlovic), 26 (Lisa-S), 29 (Impact Photography), 31 (Bogdan Sonjachnyj), 32 (anutr tosirikul), 34 (mamagio), 37 (Gorodenkoff), 41 (Jacob Lund), 43 (Monkey Business Images), 45 o. (Alina Kruk), 45 u. (Sunny_Smile), 46 (Wachiwit), 49 (lzf), 52 (Alliance Images), 54 (lzf), 58 (Halfpoint), 59 (ThirtyPlus), 61 l. (BearFotos), 61 r. (Halfpoint), 63 (Robert Kneschke), 65 (bbernard), 67 (goodmoments), 74 (New Africa), 76 (Nitr), 78 (katrin.plvd), 80 (Jacek Chabraszewski), 90 (New Africa), 91 (Agave Studio), 93 (Jacek Chabraszewski), 98 (Svetlana Monyakova), 99 (Anastasia Kamysheva), 118 (Matej Kastelic), 122 (Peter Bocklandt), 123 (fizkes),
iStock: Seite 100 (Sladic), 101 (mediaphotos), 102 (Angelika Heine), 103 (FreshSplash), 104 (Rocky89), 105 (HandmadePictures), 106 (ClarkandCompany), 107 (p_saranya), 108 (RHJ), 109 (Sandra Backwinkel), 110 (ShyMan), 110 (rom_my_point_of_view), 112 (ALLEKO), 113 (Bartosz Luczak), 114 (Yulia Gusterina), 115 (bhofack2), 116 (Yummy pic), 124 (SJ Travel Photo and Video), 125 (sirastock), 127 (kellyreekolibry), 128 (MarcoFood), 133 (Rawpixel.com), 134 (fizkes), 135 (antstang), 137 (TierneyMJ), 138 (fizkes), 139 (BlueSkyImage), 141 (stockfour), 142 (PKpix), 143 (Rido), 145 (fizkes), 146 (MAYA LAB), 147 (oneinchpunch), 149 (goodluz)
Pixabay: Seite 79 (Barni1)
Heiltherme Bad Waltersdorf (Wiesenhofer): Seite 42
Steirisches Thermenland (Harald Eisenberger, Hans Wiesenhofer): Seite 56, 57, 60, 131

IMPRESSUM

© Verlagshaus der Ärzte GmbH, Nibelungengasse 13, A-1010 Wien
www.aerzteverlagshaus.at

8. Auflage 2022

ISBN 978-3-99052-251-6

Umschlaggestaltung:
Satz: Malanda-Buchdesign, Andrea Malek, 8321 St. Margarethen/Raab
Umschlagfoto: iStock: barol16, TanyaJoy; Shutterstock: Hafid Firman
Projektbetreuung: Hagen Schaub
Druck & Bindung: FINIDR s.r.o., 737 01 Český Těšín
Printed in Czech Republic

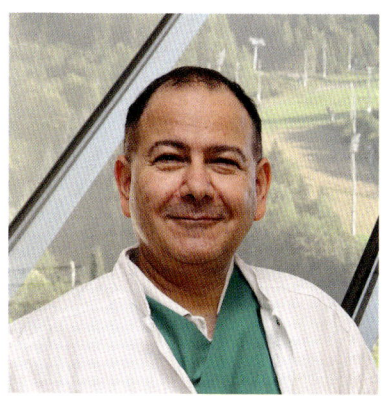

*Das Leben ist viel zu kurz,
um auf seine angenehmen Seiten
zu verzichten.*

Dr. Babak Bahadori

INHALTSVERZEICHNIS

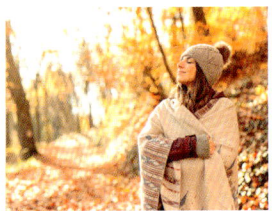

1

2

3

4

5

6

7

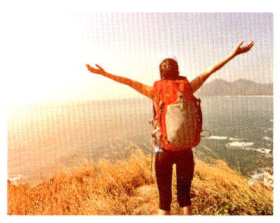

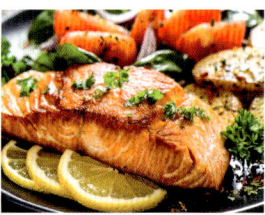

4 Die schmackhaften Erfolgsrezepte 93

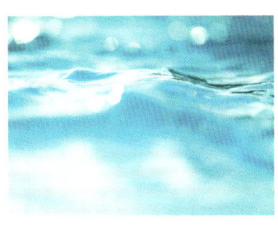

VORWORT

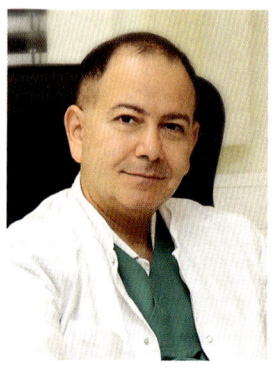

Liebe Leserinnen und Leser,

herzlichen Dank, dass Sie sich für unser Buch entschieden haben und damit unseren jahrzehntelangen (Forschungs-)Weg nachvollziehen möchten. Es ist für uns selbst eine unglaubliche Geschichte, was in den letzten Jahrzehnten so alles passiert ist:

Dr. Babak Bahadori

Ausgehend von meiner Tätigkeit an der Stoffwechselambulanz der Medizinischen Universität Graz arbeite und forsche ich nun seit Jahrzehnten mit meinem Team im Themenbereich Stoffwechselerkrankungen mit dem Schwerpunkt Übergewicht (Adipositas). Nachdem ich meine eigene Stoffwechselambulanz und unser Übergewichtsforschungszentrum gegründet habe, leite ich heute ein großes Ärztezentrum. Hier arbeiten und forschen wir gemeinsam mit Expertinnen und Experten verschiedenster Fachbereiche sowie mit diversen in- und ausländischen Universitäten.

Es ist uns im Laufe der Zeit gelungen, tausenden Patientinnen und Patienten dabei zu helfen, wieder ins persönliche Gleichgewicht zu kommen. Darum haben wir uns ja bereits vor so vielen Jahren entschlossen, unsere gesicherten Erkenntnisse zum Thema „erfolgreich Abnehmen" einem breiten Publikum näherzubringen. Das haben wir mit dem vorliegenden Buch gemacht und können hiermit die bereits achte, überarbeitete Auflage präsentieren.

Viele Menschen sind beim Thema Abnehmen verunsichert und haben keinen Überblick mehr, was ihnen denn nun wirklich hilft. Sie haben zahlreiche Diäten hinter sich und die frustrierenden Jo-Jo-Effekte am eigenen Leib erfahren. Die erste Frage dieser diäterfahrenen Menschen gilt meistens dem Unterschied unserer Methode zu anderen. Wie unterscheiden sich unsere Arbeit und unser Konzept von den allseits bekannten Diäten? Mit einer kleinen Geschichte möchten wir Ihnen daher erklären, wie unser Konzept zu verstehen ist:

Der Elefant

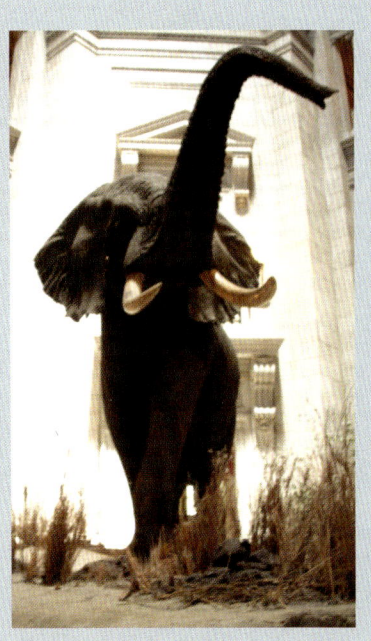

Man hatte einen Elefanten zur Ausstellung bei Nacht in einen dunklen Raum gebracht. Die Menschen strömten in Scharen herbei. Da es dunkel war, konnten die Besucherinnen und Besucher den Elefanten nicht sehen, und so versuchten sie, seine Gestalt durch Ertasten zu erfassen. Da der Elefant so groß war, konnte jeder bzw. jede nur einen Teil des Tieres berühren und es so beschreiben. Einer der Besucher, der ein Bein erwischt hatte, erklärte, dass der Elefant wie eine starke Säule sei; ein Zweiter, der die Stoßzähne berührt hatte, beschrieb den Elefanten als spitzen Gegenstand; eine Dritte, die das Ohr des Tieres ergriffen hatte, meinte, er sei einem Fächer nicht unähnlich; die Vierte, die über den Rücken des Elefanten gestrichen hatte, behauptete, dass der Elefant so gerade und flach wie eine Liege sei.

Um das im wahrsten Sinne des Wortes erdrückende Phänomen der Adipositas (krankhaftes Übergewicht) erfassen zu können, haben sich viele Forscher/-innen und Experten/-innen jeweils auf nur eine einzige Seite dieses Problems konzentriert. Wir verstehen es als unsere Aufgabe, die einzelnen Tastbefunde zu einem „praxisrelevanten" Elefanten zusammenzustellen.

Unsere Idee war es, einerseits ein Konzept zu entwickeln, dessen Innovation aus der Tradition stammt. Heilkunde und Kunst werden wieder zur Heilkunst und produzieren damit Fakten und keine Fabeln. Andererseits wollten wir ein Konzept erschaffen, welches sich den Patienten und Patientinnen anpasst und nicht umgekehrt. Daher wurde zuerst viel altbewährtes Wissen unter die wissenschaftliche Lupe genommen. Dies brachte uns bereits vor Jahren auf die entscheidende Idee, dem Essensrhythmus eine wesentliche Bedeutung beizumessen. Dieses Konzept wurde noch zusätzlich zur modernen westlichen Medizin mit den Erkenntnissen anderer alter medizinischer Schulen wie beispielsweise der orientalischen sowie der Traditionellen Chinesischen Medizin (TCM) angereichert.

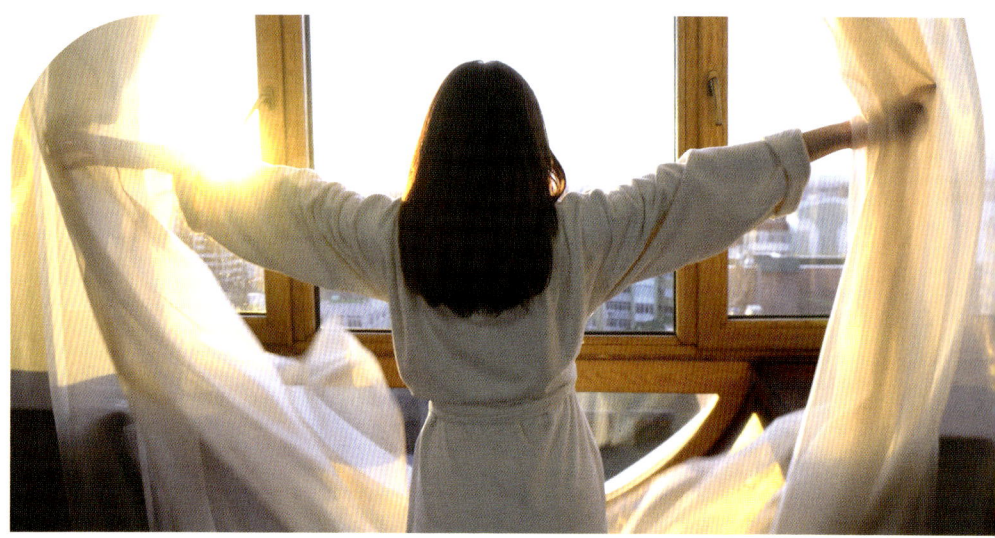

Das wesentliche Element unseres Konzepts besteht daher darin, den Tagesrhythmus (tägliches Fasten), die Ernährung (nach Glykämischen Index) und sanfte Bewegung zu vereinen. Somit kommt es zu einer deutlichen Reduktion von Risikofaktoren wie Bluthochdruck, erhöhte Blutfette und hohes Körpergewicht – und das alles in einem System, welches sich Ihrem Leben anpasst!

Die folgenden Seiten zeigen Ihnen, wie Sie in vielen kleinen und darum einfachen Schritten Stufe für Stufe Ihr Gewicht reduzieren können. Da wir wissen, dass es gar nichts bringt, nur in einzelnen Aspekten den Auslöser für „Übergewicht" zu sehen, stellen wir Ihnen in diesem Buch eine ganzheitliche Herangehensweise vor. Wir berücksichtigen nicht nur einzelne Körperfunktionen, sondern gehen auf Ihre jeweilige Lebenssituation ein und zeigen Ihnen, wie Sie durch minimale Änderungen in Ihrem tagtäglichen Leben viel erreichen können. Und das ist ohne Verbote und Gebote möglich!

Vielleicht sind Sie nun erstaunt. Sie können sich auf den nächsten Seiten gerne davon überzeugen. Sie haben ein paar Kilo zu viel auf den Hüften oder sind deutlich übergewichtig? Sie fühlen sich nicht wohl damit und wollen das ändern? Niemand muss deswegen auf den Genuss im Leben verzichten! Ich habe nie den Satz verstanden, dass die, die schön sein wollen, auch leiden müssen.

Meine persönliche Meinung ist: **Das Leben ist viel zu kurz, um auf seine angenehmen Seiten zu verzichten!** Das gilt für jeden Menschen, egal ob alt oder jung, klein oder groß, dick oder dünn. Finden Sie nicht auch?

Wir haben in unserem Buch, so weit wie möglich, auf medizinische Fachausdrücke verzichtet und so anschaulich wie möglich beschrieben, worum es geht. Ernährungswissenschaftliche Themen haben wir nur so weit aufgenommen, um komplexe Schritte unseres Stufenkonzepts für Sie besser verständlich zu machen.

> *„Borders I have never seen one. But I have heard they exist in the minds of some people."*
> *Thor Heyerdahl, Kon-Tiki-Expedition*

Ebenso neu ist der von unserem Team gegründete Youtube-Kanal „Bahabalance". In diesem Kanal äußern sich verschiedenste Experten/-innen zu medizinisch relevanten Themenbereichen. Daher finden Sie in dieser Auflage auch in jedem Kapitel einen QR-Code sowie einen Link zum Kanal, um sich weitere Informationen und Anregungen holen zu können.

Dr. Babak Bahadori &
das Team von Bahabalance

Wichtiger medizinischer Hinweis:
Wenn Sie unter Begleiterkrankungen wie z.B. Bluthochdruck, Diabetes oder Herz-Kreislauf-Erkrankungen leiden und Medikamente einnehmen müssen, konsultieren Sie bitte Ihren Hausarzt oder Ihre Hausärztin, bevor Sie mit dem nachfolgend beschriebenen Stufenkonzept beginnen. Nicht geeignet ist unser Programm während der Schwangerschaft und Stillzeit.

EINLEITUNG

Diese Zeilen wurden von mir im Jahr 2011 für die fünfte Auflage unseres Buches geschrieben und sind noch immer gültig. Sie sollen auch in dieser Auflage vorangestellt sein:

Das Wunderbare an unserer Arbeit ist, dass sie mit uns lebt und durch neueste wissenschaftliche Erkenntnisse, aber auch durch eigene Erfahrungen und jenen unserer Patienten und Patientinnen erweitert wird. Das Ausgangsthema unserer Arbeit war das Übergewicht, und es ist uns bei vielen Menschen gelungen, ihnen zum angestrebten Wunschgewicht zu verhelfen. Manchmal blieb, trotz des erreichten Zieles, bei jenen Menschen eine Unzufriedenheit bestehen, die wie eine Art innere Leere beschrieben wurde. Wir konnten auch spüren, dass durch diese Unzufriedenheit das erreichte Idealgewicht nicht dauerhaft gehalten werden konnte. Ein Teufelskreis begann von vorne und es wurde unser erklärtes Ziel, diesen zu unterbrechen.

Bei all dieser Arbeit übersah ich mich selbst, meine eigenen Energiereserven begannen leer zu werden und ich hätte selbst genauer darauf hören sollen, was ich den Menschen in der Praxis und im Spital erzählt hatte. Sie kennen den Begriff „Burnout" – ich war kurz davor und hatte es nicht einmal gemerkt. Mein Selbsterhaltungstrieb war glücklicherweise noch stark genug und ich spürte, dass ich bei fahrendem Zug abspringen musste. Ich nahm ein Jahr Karenz und verließ das Krankenhaus. Es war ungewohnt, „frei" zu sein, wenn kein Dienstplan mehr den Tag und oftmals auch die Nacht diktiert und strukturiert. Es war plötzlich so viel Zeit da, für mich, aber auch für neue Projekte. In dieser Zeit entwickelte ich mit meinem Team unser englischsprachiges Buch und ich verbrachte viele Wochen in Irland.

Mein Horizont erweiterte sich wieder und viele Dinge, denen ich hinterherjagte, erschienen mir plötzlich nicht mehr so wichtig. Es war ein bewusstes Unterbrechen der Erfolgsspirale, und es hat mir wahrlich gutgetan. In mir fand ein Umdenken statt. Ich wechselte meinen Arbeitsplatz und meinen Wohnsitz, durchschritt viele tiefe Täler, aber ich bereute meine Entscheidung keine Sekunde!

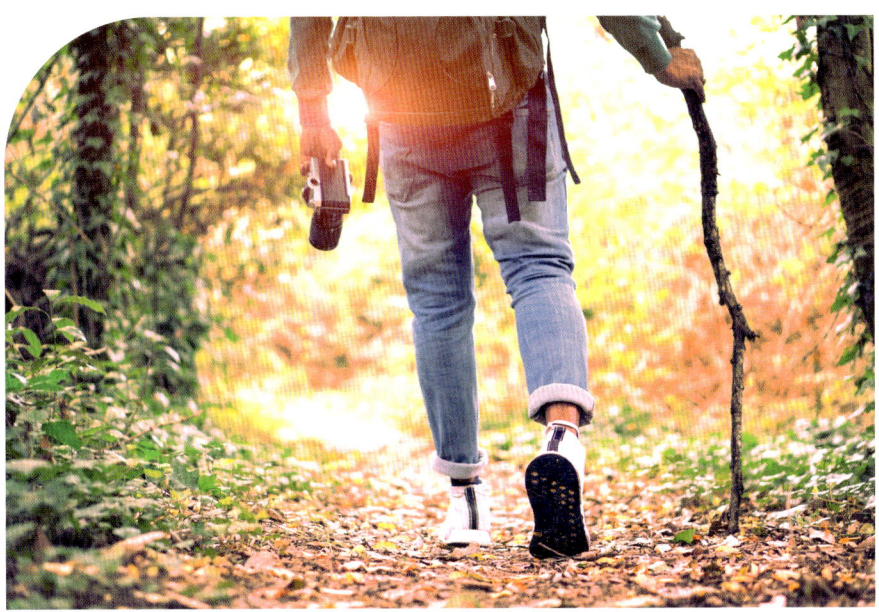

Es ist mir völlig bewusst, dass die wenigsten Leserinnen und Leser dieses Buches die Möglichkeit haben, für ein Jahr aus ihrem Beruf auszusteigen, gerade in diesen Zeiten, wo sich jeder glücklich schätzen muss, einen Arbeitsplatz zu haben. Aber man kann ja auch mal für ein Wochenende „aussteigen" … anders denken … an nichts denken … sich wieder spüren … neu kennenlernen.

Mich faszinierte die Ursache meines eigenen Energieverlustes, und als Arzt wusste ich auch, dass es dafür eine medizinische Erklärung gibt.

Mein wunderbarer Lehrer Univ.-Prof. Dr. Sepp Porta hat in seinem Buch „Ausgepowert" sehr interessant und leicht verständlich die Ursachen für diesen Zustand beschrieben. Der Weg ins Burnout ist mit chronischem Stress gepflastert, der Weg aus dem Burnout mit kluger Nachhaltigkeit.

Wenn Sie so wollen, entstand aus meiner eigenen Geschichte und dem Forschen nach der Ursache des Energieverlustes und wie ich dagegenwirken kann, das Neue in diesem Buch.

Energie aufladen bedeutet auch, die Zeit und Urlaubsressourcen, die man hat, richtig zur Entspannung einzusetzen. Es scheint ein Paradoxon zu sein, dass gerade in einem Zeitalter, in dem Urlaub und Freizeit zu den wichtigsten Fixpunkten im Leben eines Menschen gehören, genau diese Zeit, die der Entspannung dienen soll, am meisten stresst. Wir setzen uns gewollt und freiwillig Belastungen aus, auf die wir eigentlich gar nicht mehr reagieren können, und das führt in vielen Fällen zur totalen Erschöpfung. Eine typische Aussage zurückkehrender Urlauber ist: „Am ersten Tag nach dem Urlaub war im Büro so viel los, dass die ganze Erholung der letzten 14 Tage weg war." Diese Aussage zeigt schlichtweg, dass dieser Urlaub keinen Erholungseffekt hatte. Freizeit und Urlaub sollten zur Entspannung und zum „Aufladen" der Energieakkus dienen. Wenn es richtig gemacht wird, sind wir am Arbeitsplatz und im Alltagsleben stressresistenter, resilienter, wie es so schön heißt. Wir sehen die Dinge dann klarer und beim Auftauchen von Problemen auch gleich die Lösungen. Die Gefahr eines „Burnout"-Syndroms rückt in weite Ferne. Aber wie verwenden wir unsere kostbare Zeit? Wie versuchen die meisten von uns, sich zu entspannen?

Auch hierbei, wenn es um unsere persönlichsten Bedürfnisse geht, lassen wir uns nur allzu oft von der erfolgsorientierten Gesellschaft treiben. Das Urlaubsziel ist längst nicht mehr die Entspannung und Erholung. Je weiter weg und exotischer, je abenteuerlicher die Reise ist, umso besser. Man arbeitet monatelang hart und sammelt alle Urlaubstage für den großen Event! Stundenlanges Umherirren auf fremden Flughäfen, um sich dabei strengsten Sicherheitskontrollen und Leibesvisitationen zu unterziehen, entspannt nicht im Mindesten.

Am Urlaubsziel angekommen, beginnt dann der richtige Stress. Man möchte ja im besten Fall Land und Leute kennenlernen und hat da so schon vorab sein eigenes Programm zusammengestellt. Mindestens drei Sehenswürdigkeiten pro Tag stehen am Programm, die besichtigt werden müssen. Jeder Basar und Souvenirladen muss nach Schnäppchen, nachgemachten T-Shirts, Uhren etc. durchstöbert werden. Alle sportlichen Angebote des Hotels, vom Jet-Ski-Fahren bis hin zum Sprung von der höchsten Brücke des Landes werden gebucht und ausprobiert. Die Mutigsten bringt man noch in die Tiefen des Meeres, um mit den Haifischen zu schwimmen. All das wird in Anspruch genommen und getan, selbst wenn der aufregendste und anstrengendste Sport während des Jahres nur das Surfen im Internet ist. Bei all diesen Aktivitäten darf man natürlich auf das Fotografieren

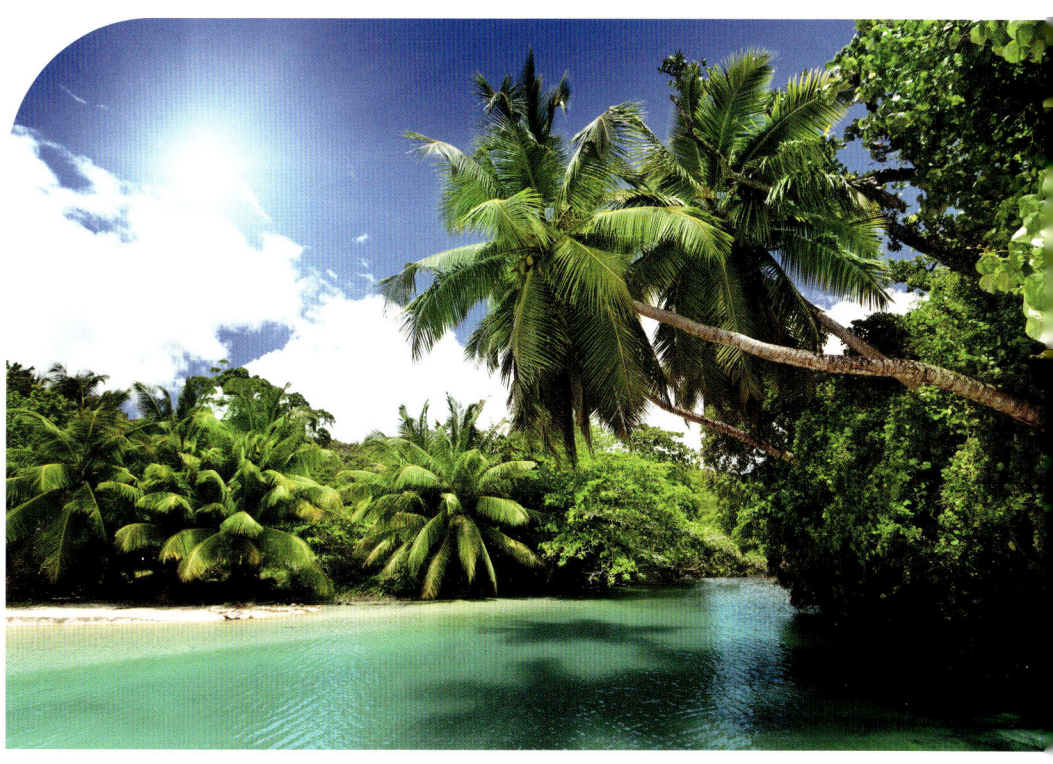

nicht vergessen. Man benötigt doch mindestens 3000 Fotos für den traditionellen und berühmt berüchtigten Diashowabend, auf den alle Freunde das ganze Jahr schon gespannt warten. Der stressigste Teil des Urlaubes kommt aber erst. Schließlich und endlich muss noch das liebevoll gestaltete Buffet des Hotels leergegessen werden. Sogenannte landestypische Spezialitäten, wie Nudeln in fetter Soße oder Pizza mit Pommes, müssen selbst in Indonesien vernichtet werden. Schließlich muss man die hohen Hotelkosten wieder irgendwo hereinbringen und so viel essen, wie vorher eingezahlt wurde. Das alles geschieht im optimalsten Fall. Man hat nicht gleich am ersten Tag Durchfall, das tolle Hotel hält tatsächlich, was es verspricht, die Klimaanlage im Zimmer funktioniert auch noch bei 45° C im Schatten. Auch die einheimische Ungezieferpopulation besitzt Gastfreundlichkeit und meidet das Hotel.

Nach diesem Szenario, das eine Zusammenfassung der Urlaubsgeschichten vieler gestresster Menschen ist, ist es absolut kein Wunder, dass der sogenannte Urlaubseffekt gleich am ersten Tag in der Arbeit wieder weg ist.
Passagen zum Himmel oder zur Hölle werden im selben Reisebüro gebucht.

Der langen Beschreibung kurzer Sinn: Anstelle von 14 stressigen Urlaubstagen empfiehlt es sich, immer wieder kürzere Urlaube einzulegen, welche die leeren Akkus wieder sinnvoll aufladen. Durch die verlockenden Fernreiseangebote wird man blind für die Schönheiten des eigenen Landes. Ich meine damit nicht, dass Sie in Zukunft keine fremden Länder mehr entdecken sollen. Erliegen Sie nur nicht dem Irrtum, dies helfe Ihnen, Ihre Energiespeicher aufzutanken. Mir ist es ja genauso ergangen. Bis ich einen Vortrag in einer einheimischen Therme gehalten habe. Es gefiel mir so gut, dass ich einfach meinen Aufenthalt um ein Wochenende verlängerte.

Unglaublich, was es da zu entdecken gab, diese Vielfalt, die mir angeboten wurde. Es war alles da, was das Herz begehrt. Ein Angebot an Entspannung und wohltuenden Anwendungen, die niemals in einem Wochenende konsumiert werden können – aber allein der Gedanke, es das nächste Mal zu tun, entspannt schon. Unzählige Möglichkeiten, nach dem Lustprinzip Sport zu betreiben, und last but not least ein kulinarisches Angebot, welches seinesgleichen sucht. Alles vor der Haustür und nur durch meine Arbeit von mir entdeckt. Es war herrlich – *genießen mit allen Sinnen*.

Hier trifft sich meine wissenschaftliche Arbeit mit dem eigenen Erleben und der Tatsache, dass Ungleichgewicht immer durch Überbelastung entsteht. Mir wurde klar, dass mein Konzept für das Abnehmen nicht nur ein Lebensstil für übergewichtige Menschen im Speziellen, sondern eine Chance für alle Menschen im Ungleichgewicht ist. Ungleichgewicht im Lebensstil muss sich nicht zwingend durch Übergewicht bemerkbar machen.

Geht es Ihnen nicht auch so: Die Inspiration fehlt, der Antrieb, Dinge zu tun, die früher einmal Spaß gemacht hatten und wichtig waren. Ich weiß, dass Sie Ihr Leben nicht komplett ändern können, jeder von uns muss arbeiten, hat Verantwortung, hat Kredite abzubezahlen etc. Es gibt jedoch einfache Möglichkeiten, wieder unser Gleichgewicht zu finden. Um etwas in seinem Leben zu ändern oder Neues anzunehmen, muss man Vorgänge, die zum Jetztzustand geführt haben, zu verstehen lernen. Darauf will ich auf den nächsten Seiten eingehen, um Ihnen in den weiteren Kapiteln Anregungen zu liefern, wie Sie Ihre energiebringenden Tage verbringen könnten.

„Strebe nach Ruhe, aber durch das Gleichgewicht, nicht durch den Stillstand deiner Tätigkeit."
Friedrich von Schiller

Wir haben in den vergangenen Jahrzehnten unzähligen Menschen zugehört, die zu uns gekommen sind und uns ihre ganz persönlichen Erfahrungen zum Thema Übergewicht berichtet haben.

- Uns hat die junge Frau erzählt, wie sie nach der ersten Schwangerschaft wieder ihr Normalgewicht erreichen wollte und mit Diäten begann, die zum bekannten Jo-Jo-Effekt führten.
- Uns hat der Mittvierziger beschrieben, dass er seinen Lebenswandel nicht verändert und trotzdem zugenommen habe.
- Uns berichtete eine stark übergewichtige Frau verzweifelt von den vielen erfolglosen Diäten, die sie schon versucht hatte.
- Der erfolgreiche Jungunternehmer fragte uns, wie es kommen kann, dass er zugenommen hatte, obwohl er weniger aß.
- Mütter erzählten uns, dass ihre Kinder immer mehr zunehmen, obwohl sie doch eigentlich ganz normal kochen würden.

Wie viele, viele andere Menschen auch, standen diese beispielhaft genannten Personen, als sie zu uns kamen, vor der Frage, was sie bloß tun könnten, um endlich die überzähligen Kilos wieder loszuwerden. Wir haben diesen Menschen zugehört, uns mit ihren ganz unterschiedlichen „Übergewichtsbiografien" auseinandergesetzt und in langjähriger, interdisziplinärer Zusammenarbeit einen erfolgreichen Ansatz entwickelt, von dem wir heute sagen können:

Unser Konzept funktioniert und Abnehmen braucht nicht schwer zu sein!

Das mag sich für Sie anhören wie einer von diesen billigen Werbeslogans, ist es aber nicht! Wir versprechen Ihnen weder, dass Sie in 28 Tagen 14 Kilo abnehmen, noch ist es uns egal, was mit Ihnen nach diesen 28 Tagen passiert. Unser Körper ist keine Maschine und mehr als die Summe seiner Billionen von Zellen. Wir zeigen Ihnen in unserem Buch, wie bedeutsam ein mentales Gleichgewicht ist und wie Sie es erreichen können. Das machen wir einfach, verständlich und Stufe für Stufe, Schritt für Schritt.

Die indische Schriftstellerin Arundhati Roy (geb. 1961) hat in einem ihrer Bücher geschrieben, dass wir Gott in den kleinen Dingen suchen sollten. Darum geht es: Wir können tatsächlich durch viele kleine Schritte mehr verändern als durch einen großen, an dem wir uns übernehmen. In diesem Buch geht es um diese vielen kleinen Schritte, mit denen wir unser Leben grundlegend verändern können. Das Spannendste daran ist, dass wir (wieder) genussvoll essen und trotzdem abnehmen können. In diesem Sinne, und in der Hoffnung, eines Tages „den ganzen Elefanten" zu erfassen, wünsche ich Ihnen im Namen des gesamten Teams eine erbauliche Lektüre.

Priv.-Doz. Dr. Babak Bahadori

https://www.youtube.com/channel/
UCUAk2a0hAj-
VcXERbPpQ81oQ

DER MENSCH IST KEINE MASCHINE

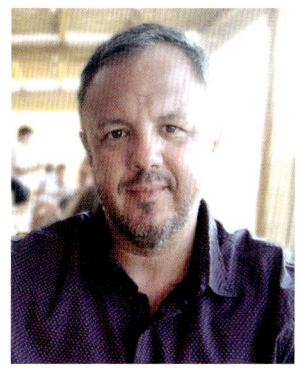

Als ich vor vielen Jahren auf das Stufenkonzept von Dr. Bahadori stieß, war ich gleichermaßen überrascht und begeistert von den verschiedenen Ansätzen: Der Mensch ist keine Maschine – jeder Mensch ist individuell in seinen Bedürfnissen und Wünschen. Ebenso beinhaltet das Konzept die Idee, möglichst viele verschie-

Dr. Erwin Ditsios

dene Expertisen einzubinden und den Menschen in seiner Gesamtheit zu erfassen – wir sind mehr als die Summe unserer Einzelteile. Des Weiteren bin ich vom therapeutischen Ansatz überzeugt, ein Konzept zu unterstützen, welches sich dem Menschen anpasst und nicht den Menschen zur Patientennummer degradiert und in ein unnatürliches Muster zwingt.

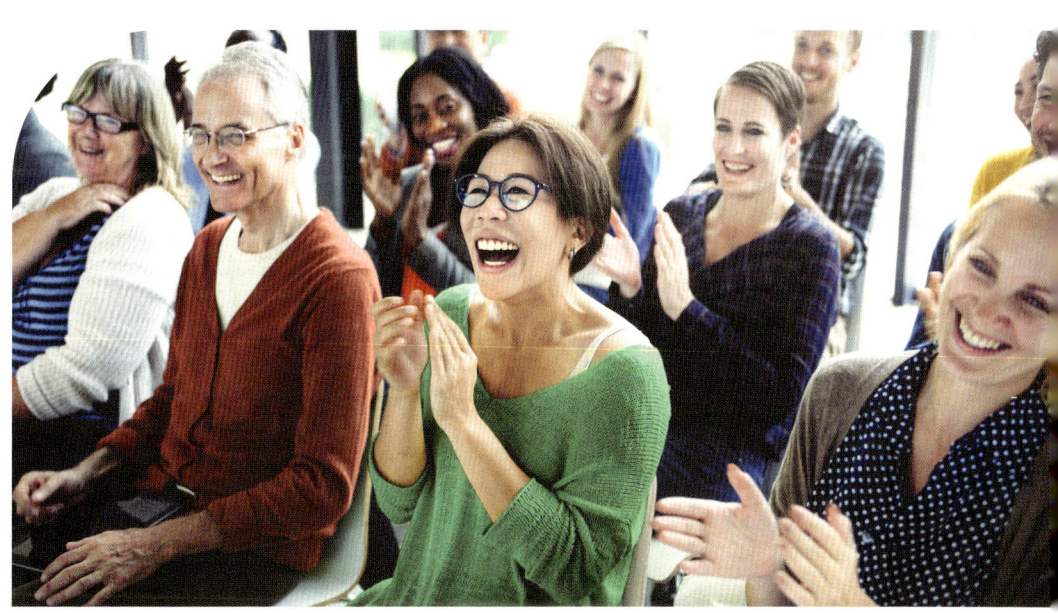

Als Pädagoge und Kampfkunstlehrer ist mir bewusst, dass einem Lebensrhythmus sowie einem Leben im Gleichgewicht in heutigen „modernen" Zeiten mehr denn je Achtung geschenkt werden muss. Beruflicher Dauerstress, permanente Erreichbarkeit, Streben nach oftmals nicht zu erreichenden Idealen und viele weitere Parameter führen zu inneren Spannungen, zu innerem und äußerem Ungleichgewicht und bringen uns aus unserem Rhythmus. Stressbasierte Krankheiten, Burnout, Erschöpfung und vieles mehr sind das Resultat. Wie entspannend ist da allein schon der Gedanke an ein Konzept, welches uns spüren lässt, wie wohltuend Gleichgewicht, Alltagsrhythmen und Rituale sein können. Und sobald Sie in dieses Konzept eintauchen, können Sie auch noch Gewicht reduzieren – dies kann ich Ihnen aus eigener Erfahrung berichten.

Aber seien Sie unbesorgt: Das Stufenkonzept klammert nicht an altem, überholtem Sentimentalismus. Im Gegenteil: Das Konzept entwickelt sich stetig weiter! Das Team um Dr. Bahadori forscht und versucht stets neue wissenschaftliche Erkenntnisse in seine Behandlungen einfließen zu lassen. So entstand parallel zu dem Buch auch der Youtube-Kanal „Bahabalance", den Sie zusätzlich online genießen können. Das Besondere dabei ist, dass der Kanal innerhalb kürzester Zeit tausende von Klicks erzielte. Ein Indiz für uns, dass das Interesse an gesundheitsrelevanten Themen ungebrochen groß ist. Der Kanal bietet Vorträge, Anregungen, Tipps sowie praktische Übungen, vorgetragen von Expertinnen/Experten und Spezialistinnen/Spezialisten verschiedenster medizinischer und angrenzender Fachbereiche.

Ich wünsche Ihnen beim Lesen des Buches genauso viel Spaß wie beim Umsetzen der einzelnen Stufen!

Dr. Erwin Ditsios

PLÖTZLICH HATTE DIE QUAL EIN ENDE

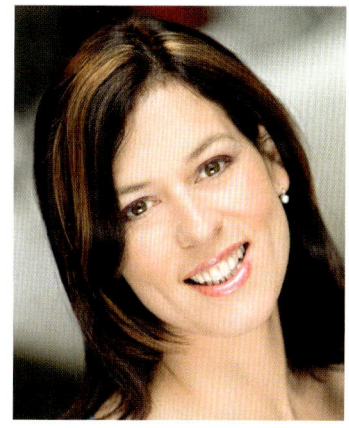

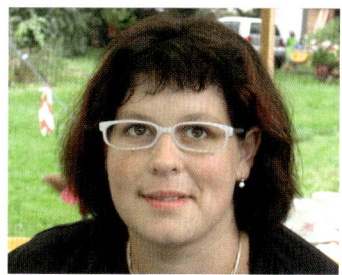

Oben: Das bin ich heute.
Unten: Das war ich im Jahr 2002.

Schon vor vielen Jahren hatte ich zum ersten Mal das Gefühl: Ich bin zu dick. Wer hatte das noch nicht in seinem Leben? Eine Freundin empfahl mir eine Saftkur – eine Woche habe ich dann nur Obst- und Gemüsesäfte getrunken und dadurch wunderbar fünf Kilo abgenommen. Ein Jahr später hatte ich zehn Kilo mehr als zuvor. Jedes Jahr hatte ich bessere Einfälle, wie ich am besten zu meiner Traumfigur kommen könnte. Und jedes Jahr nahm ich ein wenig mehr zu. Auch sogenannte Schlankheitsinstitute brachten nur so lange Erfolg, solange ich mich ganz konsequent an die jeweiligen Regeln hielt. Entweder durfte ich keine Kohlenhydrate essen oder kein Fett oder ich sollte beides essen, aber auf gar keinen Fall zusammen. Vielen von Ihnen wird dies alles bekannt vorkommen. Auch als ich jedem Lebensmittel Punkte zuordnete und nur eine bestimmte Anzahl davon aß, nahm ich ab – zumindest in der Zeit, als ich konsequent war – und ich war konsequent! Aber sobald ich mit den Einschränkungen aufhörte und „normal" lebte, nahm ich wieder zu.

Ich befand mich in einem Teufelskreis aus einer ständigen Beschäftigung mit dem Thema Essen, der zur völligen Frustration führte. Nach zwei Schwangerschaften hatte ich dann meinen persönlichen Gewichtszenit erreicht. Ich begann mich und meinen Körper zu hassen, fühlte mich wertlos und schuldig dafür, mich nicht selber im Griff zu haben. Ich begann es zu vermeiden, in Gesellschaft zu essen – ich konnte die Blicke der anderen nicht mehr ertragen. Ein Eis auf offener Straße zu essen, wäre für mich undenkbar gewesen. Was würden meine Mitmenschen von mir denken? Andererseits fand ich das

Leben so ungerecht. Ich bin eine Genießerin und liebe es, gut zu essen, ein Glas Rotwein zu trinken und in geselliger Runde zu tafeln. Warum sollte mir das verwehrt sein? Ich hatte sämtliche Diäten durch, wollte mir aber auf gar keinen Fall eine Zukunft vorstellen, die mir jeglichen Genuss verbot. Durch einen Zufall bekam ich die erste Auflage dieses Buches in die Hände. Schon beim ersten Durchlesen wusste ich: Das ist es. Ich fühlte mich persönlich angesprochen und hatte ein Gefühl, als ob ich auf Gold gestoßen wäre. Nur war das, was ich hier in den Händen hielt, wertvoller als Gold, denn es ging um meine Gesundheit, um mein Leben. Du darfst genießen, iss, bis du satt bist und gönne dir etwas, tu dir was Gutes. Das alles war mir schon jahrelang nicht mehr bekannt. Und umso mehr half mir dieses Buch. Natürlich hatte ich Rückfälle. Aber ich fühlte mich verstanden und war nicht mehr allein. Durch die gute Begleitung wurde ich immer wieder aufgefangen. Inzwischen habe ich mich gewichtsmäßig halbiert und bin selbst Teil des Teams um Dr. Bahadori.

Es gibt einen Weg! Und dieser führt über viele kleine Schritte zu Ihnen selbst und Sie haben ihn mit dem Buch gerade in Ihrer Hand. Heute ist mir alles völlig klar und ich kann mit ganz einfachen Tricks eine Gewichtszunahme verhindern. Erst jetzt weiß ich, wie viel Lebensenergie ich habe. Ich habe keine Angst mehr vor einem Vier-Gänge-Menu; und ich genieße es. Aber nicht nur das Essen, sondern jeden Augenblick meines neu erworbenen Lebens. Ich mache Dinge, die mir vor drei Jahren noch unvorstellbar erschienen. Ich mache Yoga, liebe Nordic Walking, gehe Eislaufen und fahre wieder Schi. Und versuche viele Menschen zu erreichen, um ihnen zu zeigen: Es ist möglich! Ein paar Kilos zu viel oder richtiges Übergewicht sind kein Schicksal, mit dem man sich abfinden muss. Ich weiß genau, wie groß die Verzweiflung sein muss, bevor man sich entschließt, den ersten Schritt zu tun. Aber dann bemerkt man: Ich habe nichts zu verlieren, außer die (paar) Kilos zu viel. Haben Sie keine Angst! Sie sind nicht allein, und wir begleiten Sie auf Ihrer Reise in ein neues Lebensgefühl. Für Ihre Reise zu sich selbst wünsche ich Ihnen von ganzem Herzen alles Gute!

Seit ich diesen Text geschrieben habe, sind schon wieder viele Jahre vergangen. Jahre, in denen sich viel getan hat. Haben Sie sich eigentlich schon einmal überlegt, was aus all den „Vorher-Nachher-Menschen" in diversen Werbeeinschaltungen der Diätindustrie geworden ist? Jeder Mensch, der viele Diäten hinter sich hat, weiß aus eigener Erfah-

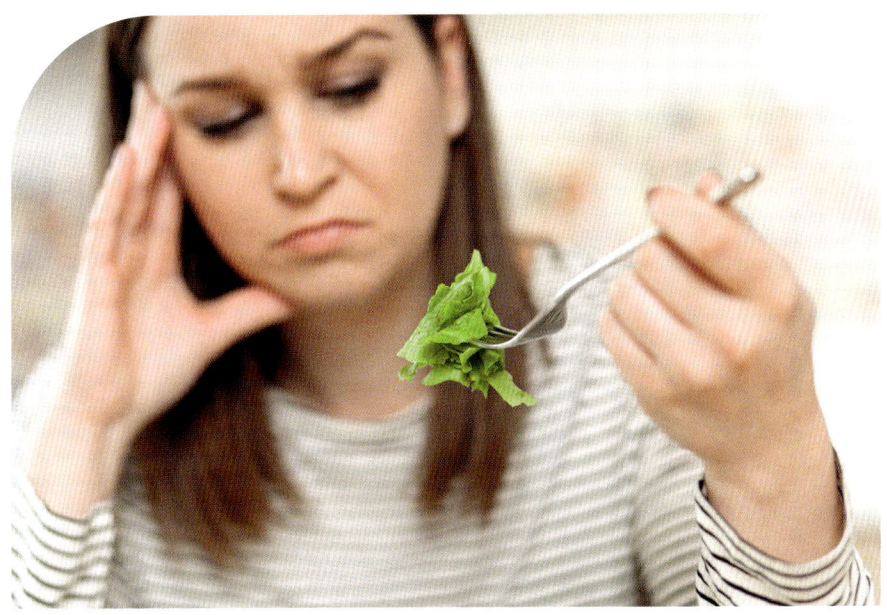

rung, dass oftmals das Abnehmen nicht das Schwierigste ist. Das Gewicht zu halten ist viel schwieriger. Nach jeder Diät habe ich mir geschworen – das war meine letzte, denn ich nehme nie mehr zu. Leider ist es mir nie geglückt – oder Gott sei Dank –, sonst hätte ich vielleicht nie an diesem Buch mitgearbeitet. In den letzten Jahren ist es mir immer mehr ein Anliegen geworden, so viele Menschen wie möglich mit unserem Konzept zu erreichen und ihnen zu helfen. Unzählige E-Mails habe ich inzwischen beantwortet und in etlichen Kursen selbst als Trainerin mitgearbeitet. Adipositas ist ein spannendes Thema und ich bin schon sehr tief darin eingetaucht. Ich möchte weiter lernen und für Sie meine Erfahrungen auf diesem Gebiet sammeln. Ach ja, und falls es Sie interessiert, ich mache mir keine Sorgen mehr, jemals wieder zuzunehmen…

Warum Diäten keinen Sinn machen

Im 21. Jahrhundert entwickelte sich das Übergewicht zu einer weltweiten und kultur-übergreifenden Katastrophe für die menschliche Gesellschaft. Die WHO spricht im Zu-sammenhang mit dieser Krankheit von der größten Epidemie der menschlichen Geschichte. Es gibt Länder, in denen mehr als die Hälfte der Bevölkerung übergewichtig ist. Übergewicht ist heute längst nicht mehr ein Problem der reichen Industrienationen, sondern betrifft mit einer rasant voranschreitenden Geschwindigkeit auch Menschen in vielen Entwicklungsländern.

Die Frage, die sich natürlich stellt, ist ganz einfach: Warum? Warum ist bald jeder Zweite übergewichtig? Warum vor allem erweckt es den Anschein, als würden wir dieser Problematik nie Herr werden?

Dabei erscheint die Antwort so einfach. Das Übergewicht soll ja eine Frage der Energiebilanz sein. Man muss ganz einfach weniger essen und nimmt ab. Aus dieser scheinbar logischen Überlegung heraus ist auch die Standardtherapie des 20. Jahrhunderts entstanden – nämlich die Kalorienreduktion. Kalorienreduktion in verschiedensten Variationen und Versionen. Von der Nulldiät bis zu extrem kalorienreduzierten Kuren mit 600 kcal oder quasi lockeren fdH-Methoden – der Tenor war immer der gleiche: „Weniger essen!"

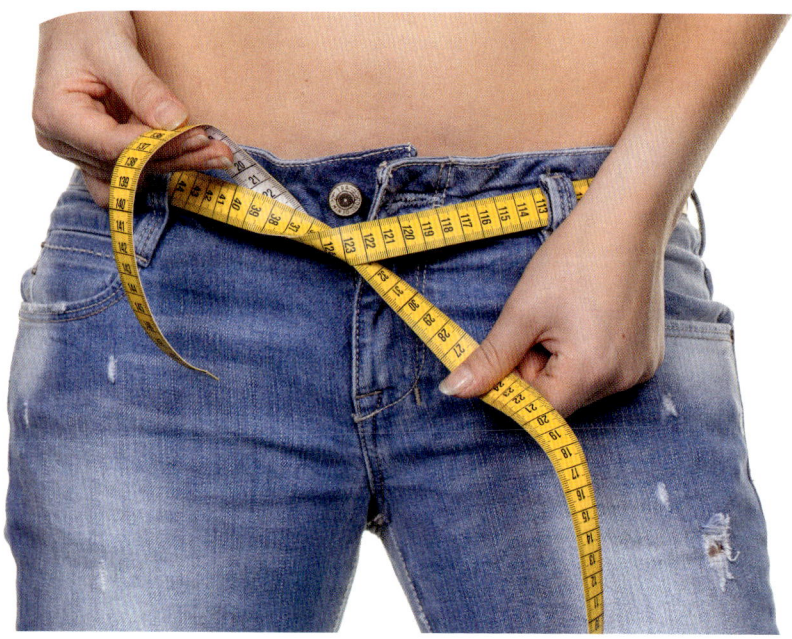

Die Idee war immer: Weniger essen bedeutet abnehmen!

Genau das ist auch das Hauptproblem, die Ursache allen Übels! All diese Jahre haben wir eine einfache Tatsache vergessen: Der Mensch ist einfach keine Maschine und folgt daher auch nicht hundertprozentig den Gesetzen der Thermodynamik. Wenn wir weniger essen, reguliert sich unser Verbrauch, der sogenannte Grundumsatz, nach unten. Vereinfacht dargestellt: **Je weniger wir essen, umso wirtschaftlicher arbeitet unser Körper.** Das Ergebnis daraus ist: Wir fangen mit einer Diät an und nehmen ein paar Monate gut damit ab. Dann bleibt das Gewicht stehen und schließlich kommt es zum sogenannten „Jo-Jo-Effekt". Alles an Gewicht, das wir verloren haben, nehmen wir wieder zu – und darüber hinaus noch ein paar Extra-Kilos. Wer kennt das nicht? Wie oft haben Sie das selbst schon probiert? Von extremen Hungerkuren bis hin zum Kalorienzählen und fünf kleinen Mahlzeiten immer mit der Endstation „Jo-Jo-Effekt" und jeglichem Verlust an Lebensqualität. Seien wir alle einmal ehrlich zu uns selbst: Was hat uns ein Jahrhundert voller Diätvorschläge – oder besser gesagt – ein Jahrhundert der fünf kleinen Mahlzeiten gebracht? Schlichtweg eine Welt, in der die Menschen noch nie so dick waren wie jetzt. Bei all dem großen Forschungsaufwand auf diesem Gebiet hat man auf eine ganz essentielle Tatsache vergessen – nämlich wo der Ursprung unserer Ernährung in der Vergangenheit liegt. Die Entwicklung des menschlichen Körpers ist in den letzten 50.000 Jahren nur in kleinen Schritten weitergegangen. Das heißt, wir haben in all den vergangenen Jahren unserer Entwicklung vergessen, dass während uns unser Geist in atemberaubender Geschwindigkeit durch die Zeit gebracht hat und wir vielleicht bald fremde Planeten besiedeln werden, unser Körper bei weitem nicht mit unserem Geist Schritt gehalten hat: **Wir haben immer noch den Körper unserer Vorfahren, die wir als Urmenschen bezeichnen.**

Der Körper hat im Laufe der menschlichen Entwicklung gelernt, weniger zu verbrennen, wenn es weniger zu essen gegeben hat. Damit konnten unsere Vorfahren auch lange Winterzeiten überleben. Das bedeutet aber absolut nicht, dass die Urmenschen weniger gegessen haben, sondern dass das Leben für sie ein Pendeln zwischen Fasten und Feiern war. Das heißt, wenn diese Urmenschen eine Zeit lang Hunger erleiden mussten – Nahrungsvorräte hat es ja nicht gegeben –, haben sie bei der nächsten Jagdbeute so viel wie nur irgend möglich gegessen. Das Leben war geprägt durch einen Rhythmus von

Zeiten, in denen sie nichts gegessen hatten, und Zeiten, in denen sie im Überfluss lebten. Genau dieser Rhythmus war einer der ersten Opfer unserer Modernisierung. Statt einer schönen, genussvollen Mahlzeit nach einem harten Arbeitstag essen wir heute fünf bis sechs kleine, lieblose, stressvolle Snacks. Essen wird nicht mehr zelebriert, sondern nur mehr als Mittel zum Zweck gesehen. Dieser Urregelkreis ist genau das, was wir wiederherstellen wollen.

Dieses Buch ist kein Diätbuch! Wenn Sie es in der Erwartung gekauft haben, darin irgendwelche Diätpläne zu finden, machen Sie es bitte wieder zu. Dieses Buch ist eine Anleitung zu einer Lebensstil- und Lebensinhaltsänderung, wobei wir paradoxerweise mit Änderung nichts Neues, sondern viel mehr eine **Rückkehr zu unseren Wurzeln meinen.** Sie werden sicher staunen, wie tiefgreifend das Wort Rückkehr für Sie sein wird. In diesem Sinne vergessen Sie alles, was Sie bisher über Diäten gehört oder gelesen haben, und begeben Sie sich mit uns auf die Reise zu Ihren Wurzeln.

Iris Pestemer-Lach

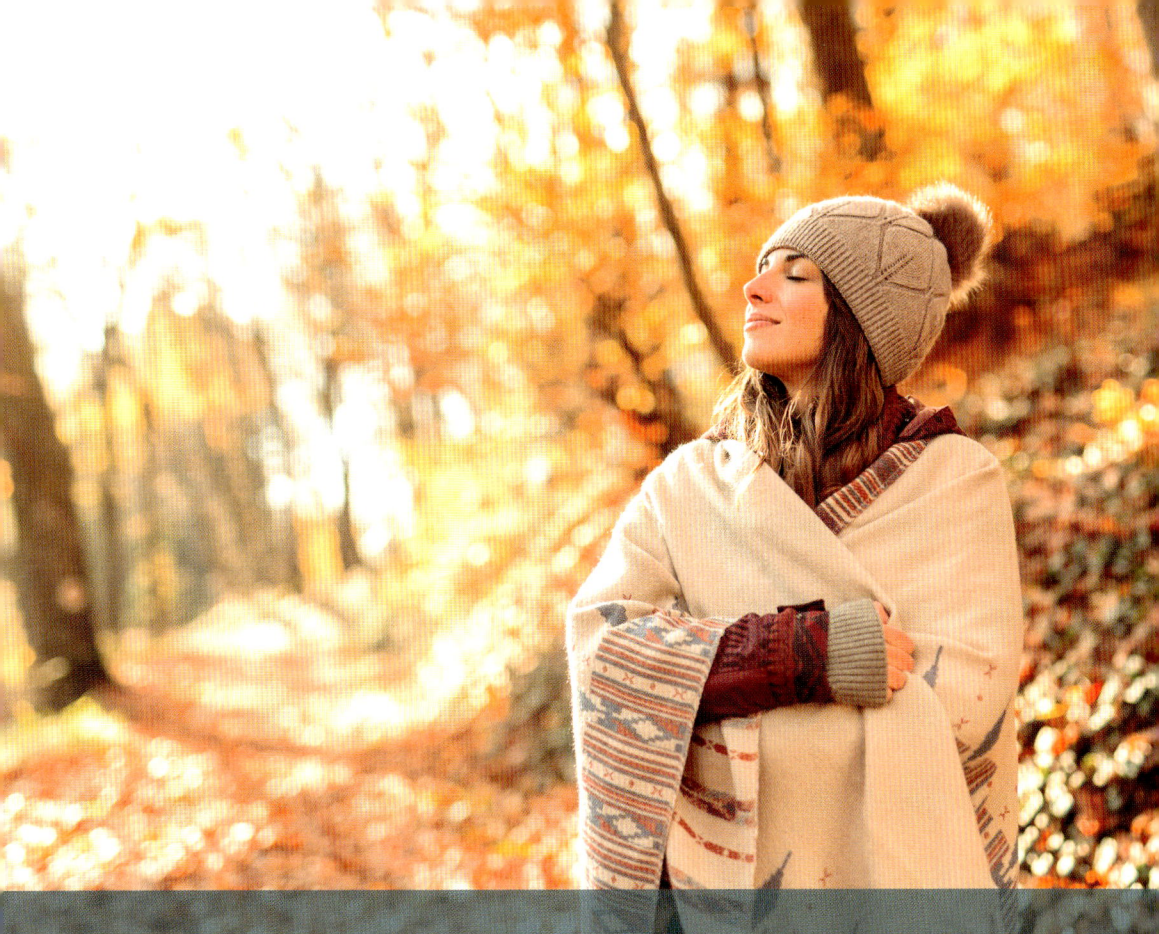

1 Zeit zu Leben

„Alle Dinge haben für Taoisten einen ihnen gemäßen Rhythmus und Zyklus. Unsere Aufgabe als Mensch besteht nun darin, diese Zyklen zu erkennen, in Einklang mit ihnen zu handeln und sie in unser Leben zu integrieren."

HARRY R. MOODY
Altersforscher und Philosoph

Es ist höchste Zeit für einen anderen Umgang mit unserer Lebenszeit. Höchste Zeit für Entschleunigung. Das gefährlichste Trendwort der letzten Jahre war „Zeitmanagement". Es vermittelt zwar, dass wir unsere Tage durchstrukturiert und nach Prioritäten geordnet haben wollen, aber es behandelt Zeit als Ressource, die es auszubeuten – optimal zu nutzen – gilt. Viel wichtiger wäre es, den Umgang mit unserer Zeit zu verändern, um dadurch mehr Gelassenheit und Lebensqualität zu gewinnen. Schwimmen wir wieder mit dem Zeitfluss und nicht gegen ihn, wir spüren doch alle, was passiert. Beim Versuch, dem Tag in 24 Stunden 48 zu geben, entsteht Disharmonie und in der Folge zu Stress. Vergessen Sie nicht die Gegenwart, **das Leben passiert im Hier und Jetzt**. Es findet gerade statt, nicht in der Vergangenheit oder in der Zukunft. Wenn wir mit unserer Aufmerksamkeit in der Gegenwart sind, können uns mögliche zukünftige Probleme nicht irritieren.

Das permanente Grübeln, die Furcht vor eventuellen zukünftigen Problemen lähmt uns und nimmt uns die Energie für die Gegenwart. Umgekehrt gedacht: Wer permanent den guten, längst vergangenen Zeiten nachtrauert, verpasst

> *Im Englischen wird die Gegenwart als „present" bezeichnet – mit demselben Wort also, welches auch „Geschenk" bedeutet.*

das Glück in der Gegenwart. Für unser Konzept bedeutet das: Denken Sie nicht daran, ob Sie den Rhythmus morgen einhalten können oder ärgern Sie sich nicht über einen vergangenen Tag, an dem es nicht gelungen ist. **Das Heute zählt, und gerade heute gelingt es Ihnen!** Wer vergessen hat, den Augenblick zu genießen, kann es auch dann nicht mehr, wenn er es sich vorgenommen hat. Wir versuchen Genuss zu planen, schieben ihn vor uns her, wie wir einem Esel die Karotte an der Angel vorsetzen.

Es hilft nichts, sich das ganze Jahr auf 14 Tage Urlaub zu freuen, wenn ich dabei das Morgenrot auf dem Weg zur Arbeit übersehe. Die Blumen am Wegesrand mögen ja eine zu oft benutzte Metapher sein, aber seien wir ehrlich, wann hatten wir das letzte Mal Zeit für sie – wann hatten wir das letzte Mal Zeit zu leben? Machen wir uns Glücksmomente wieder bewusst und Sie werden sehen, beim nächsten Ärger oder Frust helfen sie, diese leichter zu überstehen. Geben wir der Zeit Qualität und vergessen wir nicht, alles ist Entwicklung.

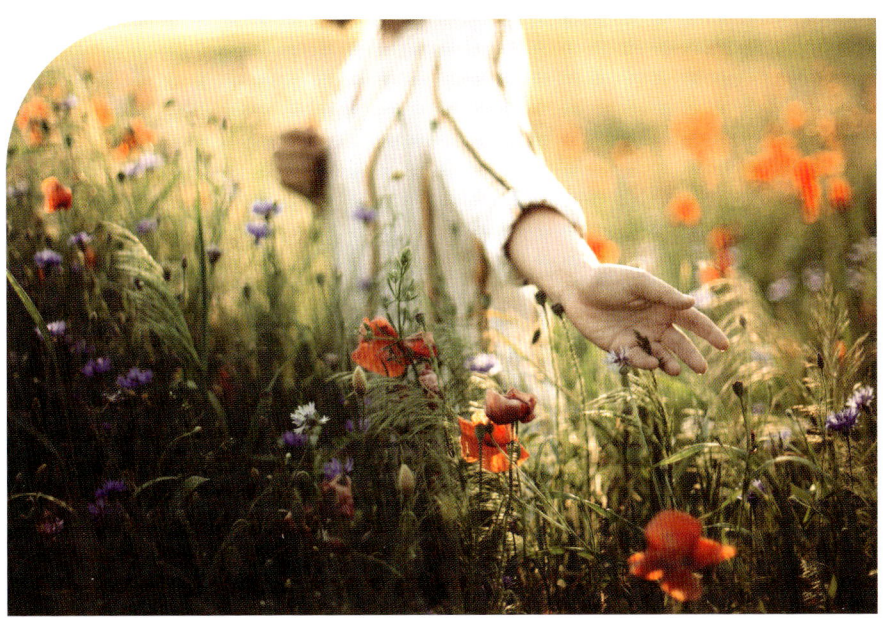

Jedes Ding hat und braucht seine Zeit – wir Menschen versuchen das immer stärker zu ignorieren. Die Natur hat ein halbes Jahr vorgesehen, bis aus einer Blüte ein saftiger Apfel entsteht. Der Mensch möchte Reifungsprozesse immer mehr verkürzen – der natürliche Rhythmus geht so verloren. Bei Obst und Gemüse bedeutet das den Verlust von Geschmack und Inhaltsstoffen. Für unser Leben bedeutet das Verlust von Qualität, Vitalzeit, Genusszeit und Wohlfühlzeit.

Ungeduld ist der größte Stolperstein auf unserem Weg zum inneren Gleichgewicht. Aus der Entwicklungsperspektive sieht die Welt ganz anders aus. Vertrauen wir uns unserer persönlichen Zeit an und versuchen wir nicht, sie zu manipulieren.

Der wichtigste Punkt im Umgang mit der Zeit ist der Rhythmus. Rhythmen und darin eingebettete Rituale tun gut. Alles auf der Welt ist natürlichen Rhythmen unterworfen – Jahreszeiten, Ebbe und Flut oder Tag und Nacht. Die regelmäßige Wiederkehr und das Gleichmaß geben unserem Körper und Geist Orientierung. Freiwillig oder unfreiwillig haben wir uns von diesen Rhythmen entfernt und arbeiten nachts oder essen Erdbeeren im Winter. Dieses Wechselspiel muss wieder erlernt werden, das Gefühl dafür kommt mit der Zeit. Es braucht Freiräume, um seinen Rhythmus zu finden. Nicht das Ticken der Uhr strukturiert dann unser Leben, sondern die jeweilige Situation. Es wird also nicht gegessen, weil es zwölf Uhr geschlagen hat, sondern weil man den Hunger wieder spürt. Stundenpläne und Arbeitszeiten können eine sinnvolle Hilfe im Leben sein, dürfen dieses aber nicht dominieren. Sie sind Mittel zum Zweck, aber auch nicht mehr. Schaffen Sie sich wieder uhrzeitfreie Räume, in denen eigene Bedürfnisse wie Hunger, Müdigkeit oder Unternehmungslust spürbar werden.

Sie werden sehen, es gelingt Ihnen dann auch sicher viel leichter, Ihren Essensrhythmus zu finden, wenn Sie wieder spüren lernen, wann der Hunger da ist.

Der Rhythmus der Zeit

Rhythmus kommt vom griechischen Wort „rythmizo", was soviel bedeutet wie: etwas in ein Zeit- und Ebenmaß bringen, es gehörig ordnen. Die Wissenschaft ist sich heute vollkommen einig, dass der Rhythmus eine wesentliche Komponente des menschlichen Seins ausmacht. Denken wir nur an unseren inneren Zeitrhyth-

„Die Seele ist gesund, wenn sie nicht chaotisch ist, sondern ihrem inneren Rhythmus entspricht",
sagte ein Kirchenvater aus dem vierten Jahrhundert.
„Rhythmus ist Freiheit im Gesetz der Ordnung",
sagt ein Zeitforscher von heute.

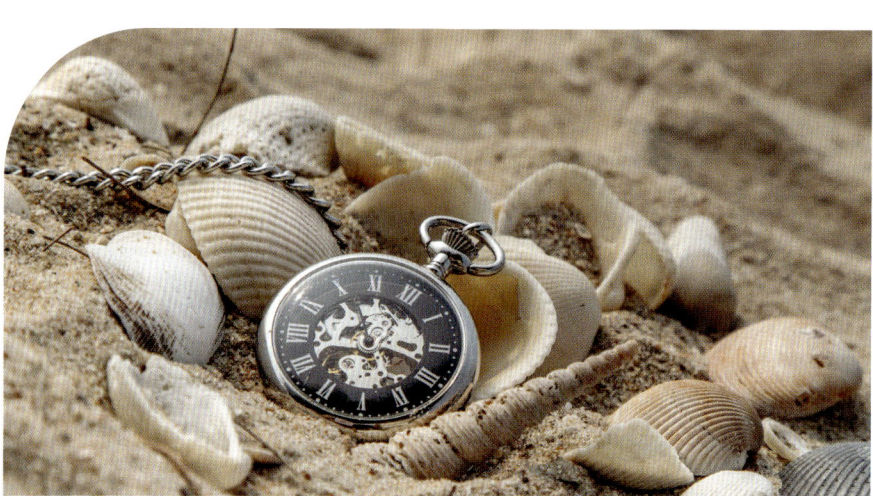

mus, den Biorhythmus, und wie schwer sich dieser manipulieren lässt. Mehr als 150 biologische Rhythmen hat die Medizin beim Menschen bereits festgestellt. Der Zeitforscher Karlheinz Geißler meint dazu, „er dynamisiert und gliedert die Zeit, zerteilt sie aber nicht – wie der Takt dies tut."

Der heute herrschende Zeitnotstand bringt eine Entrhythmisierung mit sich. Verlassen wir unseren persönlichen Rhythmus, führt das zur Maßlosigkeit, zur Hybris wie die Griechen sagten, und die schadet uns. Bereits am Tempel von Delphi stand ins Eingangstor gemeißelt: **Erkenne Dich selbst** – so alt ist diese Erkenntnis bereits. Alle zeitlichen Lebensvorgänge unterliegen einer komplizierten zeitlichen Ordnung.

„Jeder, der mit dem Lebendigen umgeht, es studiert oder gar in Lebensvorgänge eingreifen will, muss daher deren zeitliche Organisation mit der gleichen Sorgfalt kennen und berücksichtigen." (Prof. Dr. Gunther Hildebrandt, Prof. Dr. Maximilian Moser, Prof. Dr. Michael Lehofer, aus dem Buch: Biologische Rhythmen, Medizinische Konsequenzen)

Dieses Zitat erläutert eine der wichtigsten Säulen in unserem Stufenkonzept. Wenn der Mensch als Lebewesen Rhythmen unterliegt, so müssen auch Verdauung, Stoffwechsel, Hormonhaushalt und letztendlich unsere Gewichtsreduktion verschiedene zeitliche Rhythmen haben. Das bedeutet für Sie: In Ihrem Körper muss es Zeiten geben, in denen die zugeführte Nahrung besser verbrannt wird, und wiederum Zeiten, in denen die Nahrung besser gespeichert wird.

Auch in der Traditionellen Chinesischen Medizin (TCM) kennt man die Bedeutung des Rhythmus. Hier wird der menschliche Rhythmus in der sogenannten Organuhr dargestellt. Energien fließen zu bestimmten Zeiten besonders stark oder schwach durch unseren Körper. Der Biorhythmus unseres Körpers hat natürlich viele Facetten, wie z.B. Schlaf- und Wachrhythmus, der Rhythmus unserer Hormone (ein besonders wichtiges Hormon dabei ist Cortison, welches in der Früh produziert wird und seinen Tiefpunkt gegen Mitternacht erreicht), der Blutdruckrhythmus (der Blutdruck steigt normalerweise in den frühen Morgenstunden und sollte in den Nachtstunden von selbst wieder sinken).

Jede Abweichung von diesem Rhythmus kann zur Entstehung verschiedener Krankheiten beitragen. Wir wissen zum Beispiel, wenn die oben genannte Senkung des Blutdrucks in der Nacht nicht funktioniert, dass dies den Beginn einer Bluthochdruckerkrankung signalisiert und einen hohen Risikofaktor für die Entstehung einer Herz-Kreislauf-Erkrankung darstellt. Daher gehen wir in der modernen westlichen Medizin immer mehr dazu über, eine Bluthochdruckkrankheit mit einer 24-Stunden-Blutdruckmessung zu beurteilen und nicht mehr durch eine einzelne Momentaufnahme. Bei diesen Messungen wird nicht nur die Höhe des Blutdrucks innerhalb eines Tages beurteilt, sondern vor allem die Schwankung von Blutdruck und Puls, also der eigentliche Rhythmus des Blutdrucks.

Die westliche Medizin kann sogar den Rhythmus innerhalb eines Herzschlags messen und beurteilen. Die sogenannte Herzratenvariabilität (englisch: heart rate variability/ HRV) lässt Aussagen zu, wie anpassungsfähig der menschliche Organismus an seine Umwelt ist. Die Zehntelsekunde zwischen zwei Herzschlägen zeigt an, wie gut es einem Menschen gelingt, sich körperlich und mental zu regulieren. Eine Fähigkeit, die bei Dauerstress massiv abnimmt und sich dann besonders negativ auf unser Gleichgewicht auswirkt.

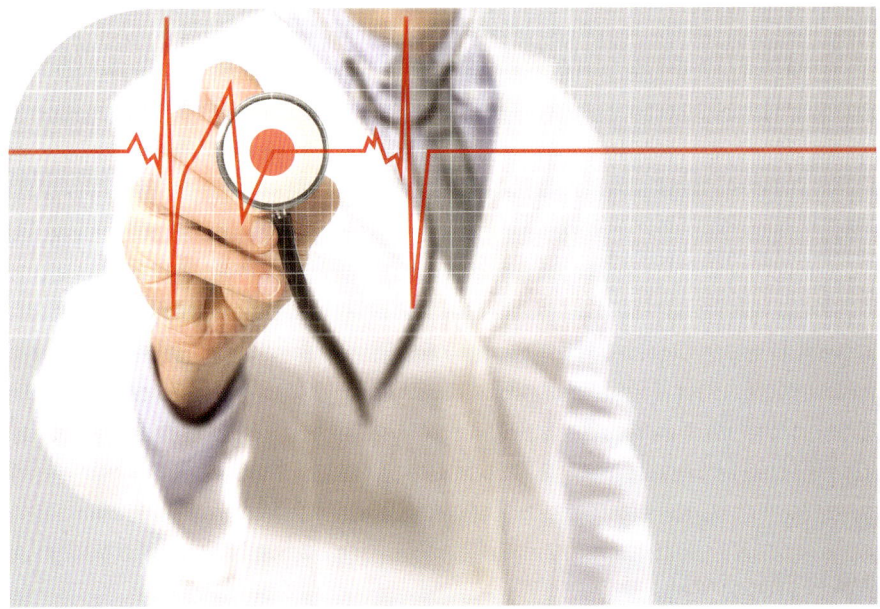

Dieses Beispiel unterstreicht die Wichtigkeit des Biorhythmus in der modernen Medizin. Es entwickelt sich sogar langsam ein eigener medizinischer Forschungszweig, der sich mit der inneren Uhr des Menschen beschäftigt und in Fachkreisen als Chronomedizin bezeichnet wird.

Alles, was wir bis jetzt beschrieben haben, sind mittlerweile längst bekannte Tatsachen. Daher ist es auch eine Tatsache, dass die Nahrungsaufnahme in unserem Körper ebenso einem Rhythmus unterliegen muss. Der Biorhythmus ist nicht nur ein Faktor, der unsere Gesundheit sehr positiv beeinflussen kann, sondern auch die Basis unseres Konzepts. Nicht nur durch unsere Erfolge wurde belegt, wie wichtig ein Rhythmus für den Menschen ist. Inzwischen gibt es auch zahlreiche wissenschaftliche Arbeiten, die den Effekt eines Essensrhythmus belegen. Das Einhalten eines Essensrhythmus hilft nicht nur Menschen mit Übergewicht bei der Gewichtsreduktion. Auch Menschen mit Normalgewicht haben einen enormen Gewinn, wenn sie nur zwei Mahlzeiten am Tag zu sich nehmen. Eine amerikanische Forschungsgruppe unter der Leitung des renommierten Forschers Dr. Mark Mattson, der sich seit Jahren mit Alterung und Degeneration des menschlichen Nervensystems und Gehirns beschäftigt, konnte in einem wissenschaftlichen Experiment ein sensationelles Ergebnis erzielen. Bei diesem Experiment wurden übergewichtige Ratten in drei Gruppen geteilt: Eine Gruppe bekam eine kalorienreduzierte Diät, bei der zweiten Gruppe hatten die Ratten zweimal am Tag Zugang zur Nahrung, dabei konnten sie so lange essen, bis sie nicht mehr wollten. Die dritte Gruppe war die Kontrollgruppe. Das Ergebnis dieser Studie war nicht nur, dass die Ratten in der zweiten Gruppe genauso gut abgenommen hatten wie die Ratten mit Diät, was darauf hingewiesen hat, dass eine Gewichtsreduktion ohne Kalorieneinschränkung möglich ist. Allein dieses Ergebnis war schon eine unglaubliche Innovation. Weiters zeigte sich eine richtige medizinische Sensation. **Jene Ratten, die mit einem Essensbiorhythmus von zwei Mahlzeiten ernährt wurden, lebten wesentlich länger.** Die Forschergruppe konnte zeigen, dass durch das Einführen eines Essensbiorhythmus der Spiegel eines Wachstumshormons, welches uns jung hält, anstieg. Der Gegenspieler dieses Wachstumshormon ist (das Hormon) Insulin. Die Erklärung der Forschergruppe für den Anstieg des Wachstumshormons war einfach: Durch das Essen von nur zwei Mahlzeiten am Tag tritt eine Fastenphase ein, die automatisch den Insulinspiegel senkt.

Viele Forscherinnen und Forscher gehen sogar so weit, dass sie eine tägliche Fastenphase als die Anti-Aging-Methode schlechthin bezeichnen. Wir haben diese Studie mit übergewichtigen Probanden gemeinsam mit einer mexikanischen Forschergruppe unter der Leitung von Dr. Francisco Contreras simuliert. In dieser Studie konnte gezeigt werden, dass übergewichtige Menschen durch das Einhalten von zwei Mahlzeiten abnehmen konnten. Es gibt mittlerweile auch Hinweise darauf, dass diese Fastenphase Krankheiten vorbeugen kann.

Besonderes Aufsehen erlangten die Studien von Dr. Valter Longo. Der italo-amerikanische Biogerontologe konnte in spannenden Experimenten nicht nur die Effektivität des Fastens zur Gewichtsreduktion beweisen. Er zeigte auch, dass sich tägliches Fasten positiv auf das Immunsystem auswirkt. Dazu teilte er Labormäuse in zwei Gruppen ein. Eine Gruppe bekam kalorienreiche Nahrung, die andere Gruppe reduzierte Kost. Beiden Gruppen wurde in Folge eine Hochdosis Zytostatika (Chemotherapie) injiziert. Spannenderweise überlebten jene Mäuse, die täglich fasten mussten, die Hochdosis unbeschadet.

2016 schließlich erhielt der japanische Zellbiologe Dr. Yoshinori Ōsumi den Medizin-Nobelpreis für seine Forschungen rund um die Autophagie (Autophagozytose). Autophagie ist ein Prozess, der durch Fasten ausgelöst wird. Dabei bauen Zellen eigene, zellschädigende Produkte ab und verwerten diese. Ein weiterer wissenschaftlicher Beweis für die Macht des Fastens und den richtigen Weg, den wir mit unseren Patientinnen und Patienten bereits vor mehr als 20 Jahren eingeschlagen haben!

Biorhythmus als Grundsäule unserer Gesundheit

Wie sieht das in der Praxis aus? Der Schlüssel zum Erfolg ist das Wissen um das Hormon Insulin. Insulin ist jenes Hormon der Bauchspeicheldrüse, welches nach jedem Essen ausgeschüttet wird, hauptsächlich, um den Zuckerstoffwechsel zu regulieren. Aber so wichtig dieses Hormon auch für uns ist, so problematisch wird es, wenn unser Körper zu viel davon produziert. Denn Insulin hemmt und stoppt gleichzeitig die Fettverbrennung in unserem Körper. Das führt dann dazu, dass unser Körper Fett ansetzt.

Denken Sie daran, Insulin ist demnach das Hormon, das uns mästet!

Das Schöne ist: Habe ich meinen Feind erkannt, kann ich ihn bekämpfen. Ein altes chinesisches Sprichwort besagt, man solle dem Feind stets mit einem Lächeln begegnen. In unserem Fall führen wir jedoch keinen Kampf gegen das Insulin, sondern sorgen (lächelnd) für die Wiederherstellung unserer natürlichen Ordnung. Wir müssen wieder unseren natürlichen Lebensrhythmus finden. In all den Jahren unserer Entwicklung haben wir allzu oft vergessen – wie weit entwickelt wir auch immer sein mögen –, dass der Körper, den wir zur Verfügung haben, noch immer derselbe ist, den unsere Vorfahren hatten. Körperlich haben wir uns seit dem Urmenschen noch nicht wesentlich weiterentwickelt.

Lebensinhalte der Urmenschen waren die Suche nach Nahrung und die Jagd. Vorräte konnten sie kaum anlegen. Wenn sie endlich erfolgreich Nahrung gefunden hatten und essen konnten, wussten sie nicht, wann der Zeitpunkt der nächsten Nahrungsaufnahme sein würde. Also haben sie so viel wie möglich zu sich genommen, um wieder die Kraft für Jagd und die Nahrungssuche zu haben. Vielleicht haben Sie gerade jetzt dieses „Aha-Erlebnis" und die Erkenntnis, wo unser Problem liegt. Im Gegensatz zu unseren Vorfah-

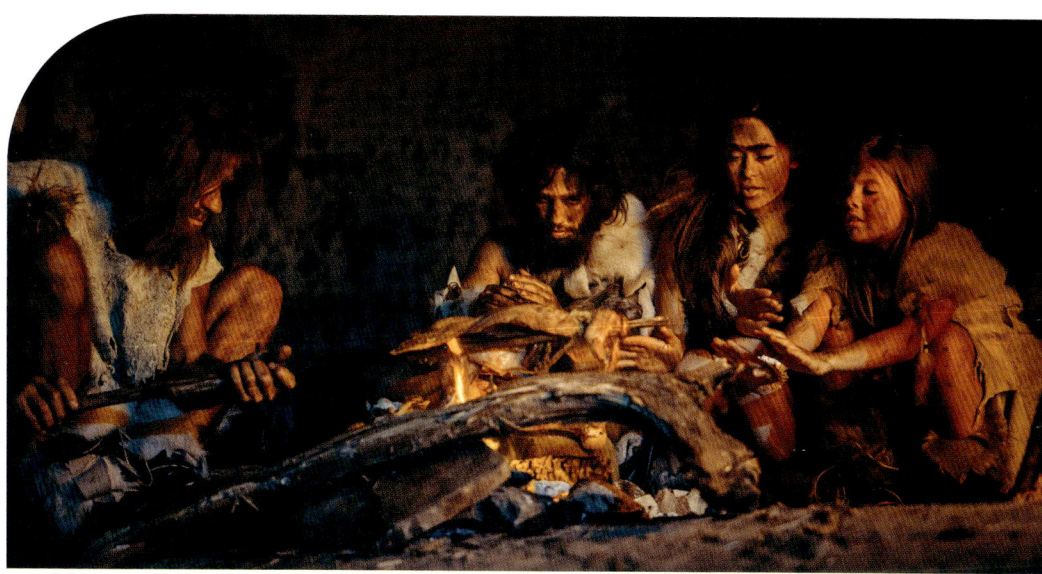

ren haben wir den ganzen Tag und wenn wir wollen auch die Nacht Zeit und Möglichkeit, um an Nahrung zu kommen. Dieses Überangebot und die Möglichkeit, den ganzen Tag fortlaufend zu essen, machen uns dick.

Der Urmensch hat im Regelfall wohl maximal zwei Mahlzeiten am Tag zu sich genommen. Diese Frequenz sollten wir ebenfalls einhalten, wenn wir den ursprünglichen Regelkreis wiederherstellen wollen. Sie sehen also, dass wir in unserem Konzept eigentlich gar keine Lebensstiländerung durchführen wollen, sondern Sie zurück zu unseren Wurzeln führen. Die natürliche Ordnung wird wiederhergestellt. Denn wenn Sie alle zwei bis drei Stunden Essen zu sich nehmen, kommt es jedes Mal zu einer Insulinausschüttung und damit zu einem automatischen Stopp der Fettverbrennung. Legen Sie jedoch eine Fastenphase ein, befinden Sie sich sozusagen auf der Jagd. Damit bringen Sie einen Essensrhythmus in Ihr Leben und erzeugen dadurch eine bessere Fettverbrennung. Es wird damit – nahezu unabhängig von der Kalorienmenge, die wir uns zuführen – eine Gewichtsreduktion erzielt.

Diese Erkenntnis, die mittlerweile durch zahlreiche wissenschaftliche Studien bestätigt wurde, ist eigentlich die jahrtausendealte Erfahrung fast aller Kulturen. Denken Sie daran, es gibt kaum Kulturen, in denen der Begriff des Heilfastens – Fasten zum Klären und Reinigen von Körper und Geist – nicht vorkommt!

Wie wichtig das Fasten für unseren Körper ist, veranschaulicht ein ganz einfaches Beispiel: Wenn Sie mit dem Auto fahren und alle 200 Kilometer auftanken, sehen Sie nie die Tankkontrolle aufleuchten. So geht es auch unserem Körper! Unser Tank ist die Leber, jenes Organ, welches unsere Energiereserven speichert. Erst wenn dieser Speicher leer ist, muss sich der Körper seine Energie aus dem Reservetank (= unseren Fettdepots) holen. Die Energiereserven in unserer Leber reichen für drei bis vier Stunden. Essen wir jetzt alle drei bis vier Stunden – füllen also den Tank immer wieder auf –, bleiben die Fettreserven liegen, wo sie sind – und genau das wollen wir verhindern! Behalten

> *„Heraus um sechs, Frühstück um zehn, Dinner um fünf, zu Bett um zehn, schenkt dir Jahre zehnmal zehn."*
>
> Ein englischer Reim aus dem 10. Jahrhundert

Sie daher in Ihrem Gedächtnis: Der Tank muss leer werden, und das erreichen wir, indem wir eine Fastenzeit einhalten, in der unser „Leber-Akku" leer wird und wir unserem Körper Zeit geben, seine Energie aus unseren Fettreserven zu holen. **Die Fastenphase ist die Zeit, in der sich unser Körper – vereinfacht ausgedrückt – von sich selbst ernährt.** So lange Ihre persönliche Fastenphase andauert, dürfen Sie nichts essen. Trinken Sie in dieser Zeit nur Getränke ohne Zuckerzusatz. Auch auf Light-Getränke sollten Sie unbedingt verzichten. Eine Süßigkeit kann den Effekt der Fastenphase für Stunden beenden. Fastenphase und Fastenzeit sind vielleicht Ausdrücke, die Sie jetzt noch ein bisschen abschrecken werden, aber wir möchten Ihnen auf den nächsten Seiten erklären, wie Sie Ihren Körper durch diese einfache Methode wieder zu Höchstleistungen im Stoffwechselbereich bringen.

RHYTHMUS 1

Der einfachste Weg für die Durchführung des ersten Fastenrhythmus ist, nach spätestens **17 Uhr** nichts mehr zu essen. In Europa kennen wir diesen Fastenrhythmus seit langer Zeit unter dem Namen **„dinner cancelling"**. Wenn Sie sich für diese Form entscheiden, dann halten Sie eine Fastenphase von 14 bis maximal 16 Stunden über Nacht ein. Das bedeutet, in die Praxis umgesetzt, Sie essen Ihre letzte Mahlzeit spätestens um 17 Uhr und am nächsten Tag Ihr Frühstück ab sieben Uhr morgens.

RHYTHMUS 2

Wir wissen aber aus Erfahrung, dass es nicht immer möglich ist, auf das Abendessen zu verzichten. Zum einen gibt es sehr viele Abendmenschen – für sie ist das Abendessen der schönste Abschluss eines anstrengenden Tages –, zum anderen, wer von uns verzichtet gerne auf ein gemütliches, schönes Essen am Freitag- oder Samstagabend? Und was machen wir im Urlaub? Diese Erfahrung aus unserer Praxis hat uns zum ersten Mal auf die Idee eines weiteren Rhythmus gebracht. Nach jahrelanger Forschung haben wir diesen bestimmten Stundenrhythmus für Abend- und Morgenmenschen herausgefunden.

Etwas kürzer – nämlich nur 12 Stunden – fällt Ihre Fastenphase aus, wenn Sie sich für den zweiten Rhythmus entscheiden. Nach unseren letzten Untersuchungen wissen wir nämlich, dass auch eine 12-stündige Fastenphase tagsüber ausreicht, um die Fettverbrennung anzuregen. Wenn Sie ein Frühstück benötigen und gerne am Abend essen, dann können Sie Ihre Fastenphase auch über den Tag einhalten. Sie frühstücken um sieben Uhr in der Früh und können nach 12-stündiger Fastenphase ab 19 Uhr abends wieder essen.

RHYTHMUS 3

Wenn Sie eher ein Abendmensch sind, der sein gepflegtes Abendessen nach 17 Uhr benötigt, dann halten Sie ebenfalls eine 14- bis 16-stündige Fastenphase ein und frühstücken Sie später oder lassen das Frühstück mit dem Mittagessen zusammenfallen. Sie nehmen also ein Abendessen zu sich, das keinen Ihrer kulinarischen Wünsche offenlässt, und beenden es z.B. um 20 Uhr. Dann halten Sie über Nacht Ihre Fastenphase ein und essen das nächste Mal ab zehn Uhr vormittags.

Das Schöne an unserem Konzept ist, dass die Entscheidung für einen Rhythmus noch lange nicht bedeutet, dass Sie immer dabeibleiben müssen.

Wir sind Menschen und keine Maschinen und funktionieren daher nicht immer gleich. Also kann sich auch unser Rhythmus ändern. Unter der Woche sieht ein Tagesplan oft ganz anders aus als am Wochenende. Sie können sich unter der Woche für den Morgenrhythmus entscheiden und am Abend fasten. Am Wochenende möchten Sie aber gerne am Abend essen, denn Sie haben eine Einladung oder selbst Gäste im Haus – kein Problem: Halten Sie Ihre Fastenphase über Tag ein und genießen Sie am Abend Ihr Vier-Sterne-Menü. Am einfachsten beschreibt ein Satz die Basis unseres Konzeptes:

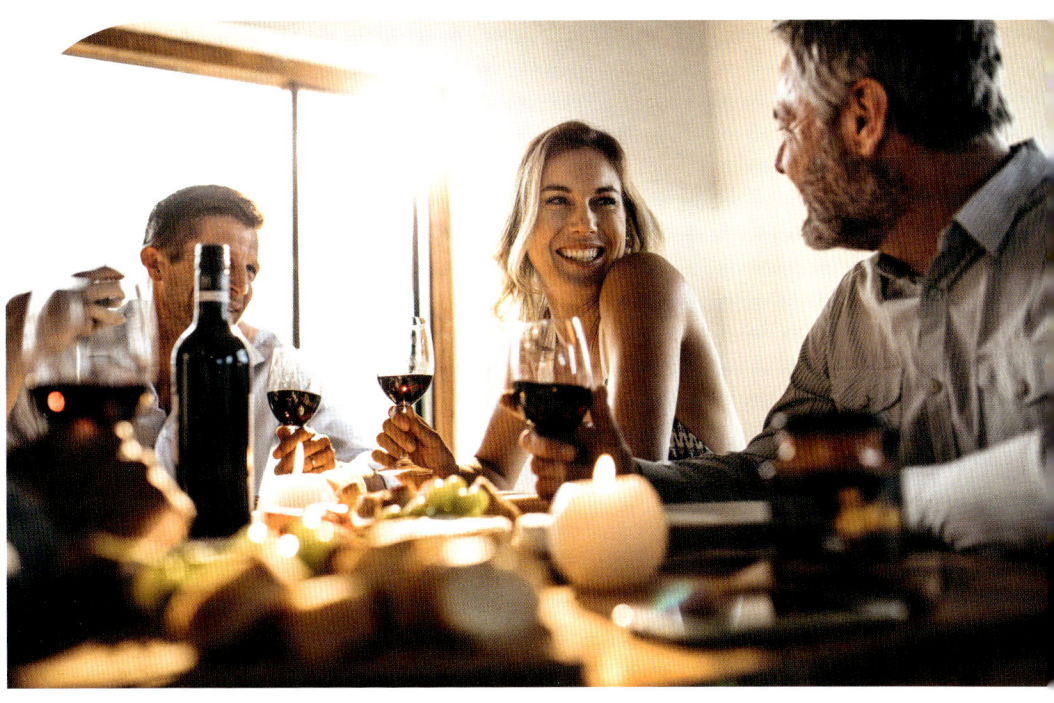

Zweimal essen und den Rest vergessen!

Mit diesem Satz stellt sich die Frage nach einer Zwischenmahlzeit nicht mehr. Wenn Sie zweimal am Tag mit Genuss essen und sich auch genügend Zeit dafür nehmen, wird Sie der Hunger dazwischen nicht mehr überfallen. Wie bei allen Änderungen im Leben kann es sein, dass Sie am Anfang kleine Probleme beim Einhalten Ihrer Fastenphase haben werden. Wir haben die häufigsten Probleme unserer Programmteilnehmer zusammengefasst und für die kleinen Einstiegsschwierigkeiten Lösungen gefunden bzw. kleine „Tricks und Tipps" entwickelt, wie Sie die Fastenphase leichter durchführen können.

Aus Erfahrung wissen wir, dass sich der Körper nach ungefähr zwei Wochen umgestellt hat und Sie es sich kaum mehr vorstellen können, keine Fastenphase einzuhalten. Ich verrate es Ihnen jetzt schon – sollen Sie auch nicht. Anfänglich ist es sicher ein bisschen schwer, die Fastenphase einzuhalten, da der Körper noch nicht an eine Essenspause gewöhnt ist. Denken Sie aber daran, wenn Sie Ihre Fastenphase erfolgreich eingehalten haben, können Sie sich reichlich und genussvoll mit einer Mahlzeit belohnen.

Ohne Diätvorschriften, ohne Verbote

Es dauert, bis der Körper zu seinem normalen, natürlichen Rhythmus zurückfindet. Also verzweifeln Sie bitte nicht, wenn es Ihnen nicht von Anfang an gelingt, Ihre Fastenphase einzuhalten. Denken Sie daran, es zählt jeder Tag, an dem es Ihnen gelungen ist. Man wendet oft das „Alles- oder-Nichts-Prinzip" an, wenn man Änderungen in seinem Leben vorhat. Genau das möchten wir verhindern. Feiern Sie die kleinen Siege, und denken Sie daran, mit jedem Tag, an dem es Ihnen gelungen ist, die Fastenphase einzuhalten, sind Sie Ihrem Ziel nähergekommen! Versuchen Sie sich abzulenken: Erinnern Sie sich eigentlich noch daran, wann Sie das letzte Mal im Kino waren? Machen Sie Spaziergänge, genießen Sie eine Massage, legen Sie sich bei Kerzenschein und Musik in die Badewanne oder verbringen Sie einen Abend in der Therme. Werden Sie kreativ in Ihren Ideen, wenn es darum geht, Ihre Gedanken vom Essen abzulenken. Wenn man Übergewicht hat, dreht sich alles ums Essen. Wann, wo, was und wie viel darf ich essen, und ständig wird man vom schlechten Gewissen geplagt. Das ist nun ein Relikt aus Ihrer Vergangenheit, weil es keine Verbote mehr gibt. Ab nun wissen Sie, dass Sie nur Ihre Fastenphase einhalten müssen und anschließend essen und genießen können, worauf Sie gerade Lust haben. Einer der wichtigsten Grundsätze in unserem Programm lautet:

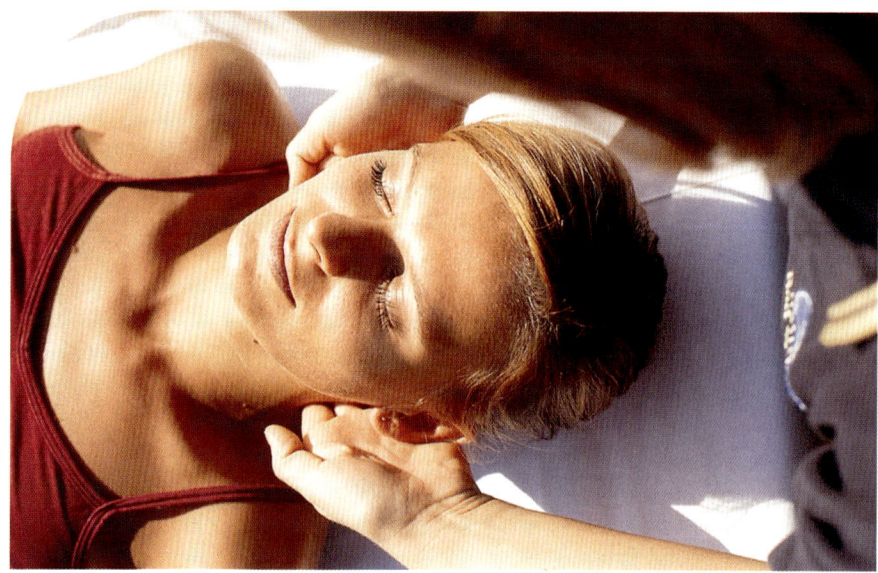

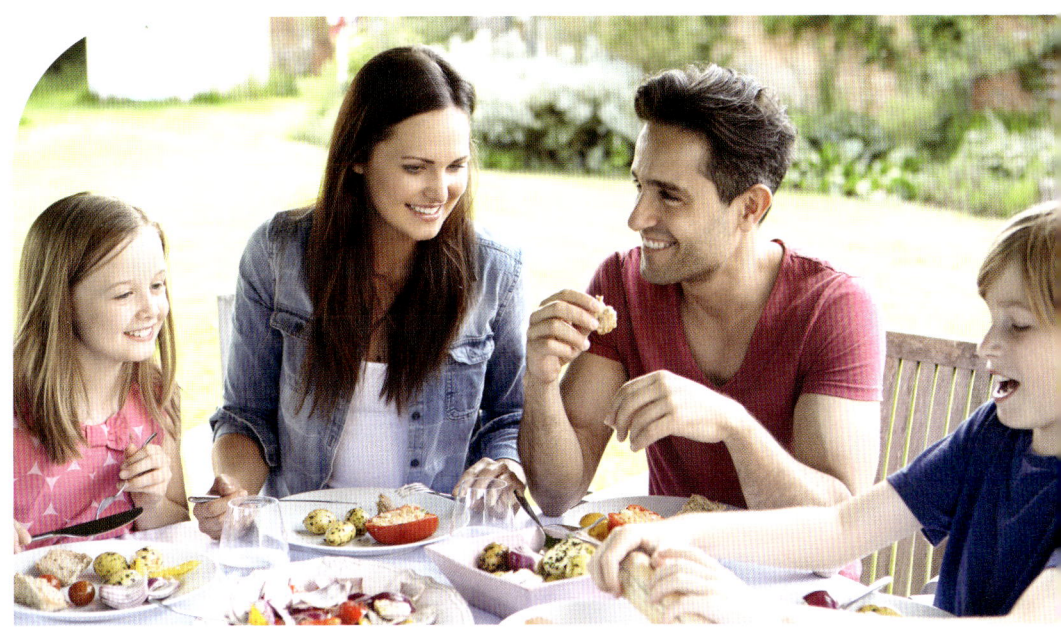

Essen mit Kultur, Genuss und ohne Schuldgefühle macht schlank!

Genuss am Essen galt für übergewichtige Menschen über ein Jahrhundert als Sünde und war verpönt. Wer abnehmen will, so hieß es, muss hungern. Aber genau das war der Fehler! Ein gesunder Körper spürt Hunger, wenn ein Energiebedarf da ist, und sobald dieser gedeckt ist, setzt das Gefühl der Sättigung ein. Wenn Sie die Fastenphase erfolgreich eingehalten haben und dann nach der Beendigung Ihrer Fastenphase ein gepflegtes Essen zu sich nehmen, werden Sie bemerken, dass Ihr Sättigungsgefühl bis zur nächsten Mahlzeit anhält. Es ist ganz wichtig, wieder ein angenehmes Sättigungsgefühl kennenzulernen. Ein Großteil der übergewichtigen Menschen erlaubt sich keine schöne Mahlzeit, die mit Genuss und in aller Ruhe eingenommen wird, weil er fast schon verinnerlicht hat, dass man das nicht darf. Stattdessen essen sie acht- bis neunmal am Tag Kleinigkeiten wie Äpfel, Jogurts oder Müsliriegel. Ein anderer Teil kennt das Gefühl der Sättigung nicht mehr und lebt – um es in den Worten einer Programmteilnehmerin auszudrücken – zwischen Hungern und Angegessensein. Daher lassen Sie sich Zeit beim

Essen. Zwei wunderbar ausgiebige Mahlzeiten nach Ihrer Fastenphase, bei denen Sie essen können, was Sie möchten, und so lange und mit Genuss, bis Sie satt sind, geben Ihnen 1000-mal mehr Energie für Ihren Alltag als die vielen Kleinigkeiten, die Sie früher über den Tag verteilt gegessen haben. Das ist Ihr neuer Rhythmus – und jeden Tag spüren Sie mehr, wie gut er Ihnen tut.

Um sich einen besseren Überblick über die Einhaltung der Fastenphasen zu ermöglichen, empfehlen wir Ihnen, sich ein einfaches Uhrenmodell anzufertigen, welches Sie sich kopieren können. Markieren Sie den Beginn und das Ende Ihrer Fastenphase mit zwei Uhrzeigern, z.B. Abendessen um 17 Uhr, danach Beginn der Fastenphase. Frühstück um sieben Uhr am nächsten Tag als Ende der Fastenphase. Je nachdem, für welchen Rhythmus Sie sich entschieden haben, kontrollieren Sie, ob Sie Ihre 12-stündige Fastenphase über Tag oder Ihre 14- bis 16-stündige Fastenphase über Nacht eingehalten haben. Unter der Uhr ist ein Kästchen, und in dieses tragen Sie dann Ihre täglichen Schritte ein, damit Sie sich nicht nur auf Ihr Gefühl verlassen müssen, ob Sie jeden Tag genug Bewegung in Ihrem Alltag untergebracht haben. Oder nützen Sie einfach moderne Technik, um sich per Uhr, Handy oder anderen Geräten an Ihren Rhythmus erinnern zu lassen.

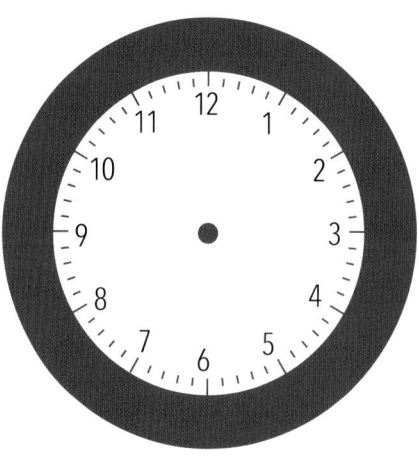 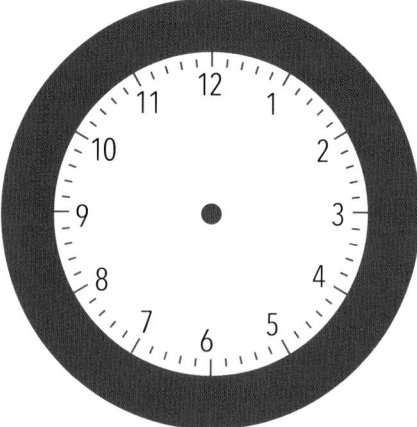

Beginn der Fastenphase   **Ende der Fastenphase**

Schritte:

Damit Sie den Effekt der Fastenphase noch verstärken können, haben wir hier noch „Spezialtipps" für Sie.

VIEL TRINKEN

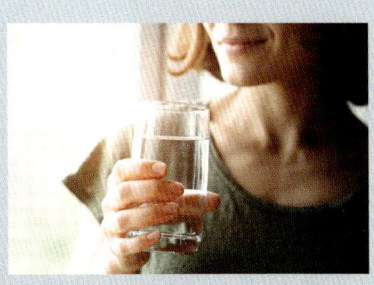

Denken Sie daran, dass das Trinken von kalorienfreien Flüssigkeiten viel Energie verbraucht, denn der Körper kann nur unter Energieverbrauch Flüssigkeiten ausscheiden. Je mehr Wasser bzw. kalorienfreie Flüssigkeiten (z.B. Tee) Sie zu sich nehmen, desto mehr Energie muss Ihr Körper aufwenden, um die zugeführten Flüssigkeiten wieder auszuschneiden. Ein weiterer positiver Effekt ist: Je mehr Sie trinken, desto weniger Hunger haben Sie. Dadurch vermeiden Sie Hungerattacken. Mehr zur Heilkraft des Wassers erfahren Sie im Kapitel „Wasser".

MEHR ALLTAGSBEWEGUNG

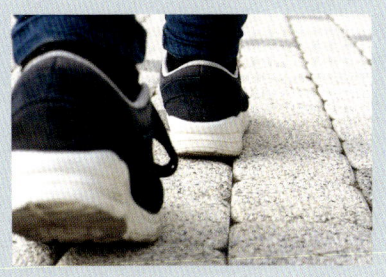

Die richtige Bewegung zur Fettverbrennung behandeln wir in einem eigenen Kapitel. In dieser Stufe unseres Buches werden Sie über die Grundzüge gesunder Bewegung informiert. Erinnern Sie sich noch an Ihre Vorfahren, die denselben Körper hatten wie Sie? Unsere Ahnen legten im Alltag oft längere Strecken zurück, heute kommt der Mensch im Schnitt auf 500 Meter. Versuchen Sie wieder in die Nähe der Aktivitäten unserer Vorfahren zu kommen. Sie werden jetzt denken, dass dies eine Übertreibung und unmöglich sei – nicht wenn Sie, so wie bei allen Stufen unseres Konzeptes, versuchen, jeden Tag Ihr Bestes zu geben und besser zu sein als am Vortag.

> ### VORWEG UNSER WICHTIGSTER GRUNDSATZ: JEDER SCHRITT ZÄHLT!

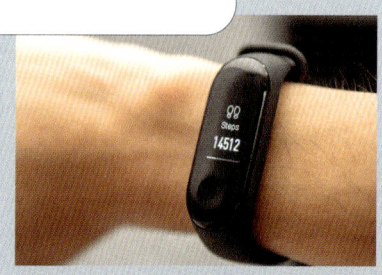

Nehmen Sie sich nichts Unmögliches vor, sondern versuchen Sie jeden Tag ein paar Schritte mehr in Ihrem Alltag unterzubringen. Wir empfehlen Ihnen, sich einen einfachen Schrittzähler in einem Sportartikelgeschäft zu kaufen oder über eine Handy-App zu aktivieren, der Ihre tägliche Bewegung erfasst. Schreiben Sie die Anzahl Ihrer getätigten Schritte jeden Abend auf und versuchen Sie, die Schrittanzahl jeden Tag etwas zu steigern. Unterschätzen Sie nicht die paar Schritte, die Sie zusätzlich am Tag machen! Es geht nach dem Prinzip „steter Tropfen höhlt den Stein". Denken Sie daran, dass ein paar hundert Schritte mehr am Tag bis zu 100 Kilometer mehr in einem Jahr bringen!

Der Rhythmus unserer Vorfahren

Durch das Einhalten Ihrer Fastenphase werden Sie nach einiger Zeit ein Hunger– und Sättigungsgefühl erleben. Essen Sie mit Genuss und vor allem langsam. Hören Sie genau in dem Moment zu essen auf, wenn Sie ein angenehmes Sättigungsgefühl verspüren. Verzichten Sie auch auf kleine Naschereien und Zwischenmahlzeiten, wenn die Fastenphase vorbei ist. Die zweite Mahlzeit des Tages werden Sie dann umso mehr genießen. Belasten Sie Ihren Körper nicht mehr als notwendig und verwöhnen Sie ihn so viel wie möglich. Was kann ich für meinen Biorhythmus und meine innere Uhr noch machen?

Neben dem Essensrhythmus ist das Einhalten des richtigen Schlaf-Wach-Rhythmus eines der wichtigsten Räder des inneren Uhrwerks. Achten Sie auf Ihre Schlafhygiene. Nehmen Sie Einschlaf- und Durchschlafstörungen nicht auf die leichte Schulter. Teilen Sie Ihren Alltag so ein, dass Sie auf ausreichend Schlaf kommen. Unsere heutigen Schlafgewohnheiten unterscheiden sich erheblich von denen in vorindustrieller Zeit. Den „honigschweren Tau des Schlummers" zu genießen, wozu Shakespeare in „Julius Caesar" aufforderte, scheinen wir vergessen zu haben – wir streben, arbeiten, erwarten immer mehr und vernachlässigen dabei den Schlaf. Und damit nehmen wir uns Erholung und Entspannung. Die Nacht in Beschlag zu nehmen, hat unerwartete, negative Folgen für die körperliche wie seelische Gesundheit.

Über Jahrhunderte wurde der Schlaf einfach als vorübergehendes Einstellen der Wachaktivität angesehen. Heute verstehen wir unter Schlaf eine komplexe und hoch organisierte Abfolge physiologischer und verhaltensbiologischer Prozesse. Im Durchschnitt verbringen wir ungefähr 30 Prozent unserer Lebenszeit schlafend. Immunabwehr, kognitive Leistung und psychische Gesundheit werden durch unseren (circadianen) Schlaf-Wach-Rhythmus beeinflusst. Eine gestörte Schlaf-Wach-Schiene zieht ein breites Spektrum krankhafter Erscheinungen nach sich. Schlechtere körperliche Reaktionsfähigkeit, Motivationslosigkeit, Störungen der Stoffwechselfunktionen, Abwehrschwäche, Depressionen bis hin zu einem erhöhten Krebsrisiko können die Folge sein.

https://www.youtube.com/watch?v=oRqykdiPEqc

Gehen Sie regelmäßig zu Ihrer Hausärztin/Ihrem Hausarzt und lassen Sie den Blutdruck messen. Beim geringsten Anzeichen einer Hochdruckkrankheit, wie z. B. leicht erhöhte Blutdruckwerte (die man leichtsinnigerweise immer auf einen kurzfristigen Stress zurückführt) oder bei Symptomen wie zunehmende und vor allem morgendliche Kopfschmerzen und Schwindelgefühl lassen Sie eine 24-Stunden-Blutdruckmessung durchführen.

Durch eine Wiederherstellung des richtigen Blutdrucks und vor allem Blutdruckrhythmus können viele Symptome und Beschwerden gelindert und unser Leben im wahrsten Sinne wieder ins Lot gebracht werden.

Erwartungen an unser Konzept

Wie schon eingangs erwähnt, orientiert sich unser Konzept an altem Wissen ebenso wie an modernen wissenschaftlichen Erkenntnissen. Das Wissen um altes Heilfasten fließt genauso ein, wie die Forschungen jüngster Nobelpreisträger. Wissen der TCM wird genauso herangezogen wie die moderne westliche Medizin. Aufgrund des Forschungsstands über tägliches, rhythmisiertes Fasten können Sie daher bereits jetzt folgende Erwartungen an unser Konzept stellen:

- Ihre köpereigenen Zellen werden gestärkt.
- Durch Gewichtsverlust können Schmerzen (vor allem Gelenk-schmerzen) gelindert werden.
- Tägliches Fasten kann rheumatische Beschwerden lindern.
- Das Risiko, an Herz-Kreislauf-Erkrankungen zu leiden, reduziert sich.
- Der Blutdruck reguliert sich und Bluthochdruck wird minimiert.
- Intervallfasten hemmt Entzündungen im Körper.
- Der Darm wird entlastet, Verstopfungen gehen zurück und die Darmgesundheit steigt.
- Tägliches Heilfasten ist die beste Vorsorge sowie eine Begleit-therapie bei Diabetes mellitus (Typ II).
- Tägliches Fasten erhält die allgemeine Gesundheit, steigert das Wohlbefinden und wirkt hemmend auf den Alterungsprozess (Anti-Aging).

➡ **Wir wünschen Ihnen viel Erfolg und Spaß bei dieser Stufe unseres Konzepts. Bitte schlagen Sie das Buch an dieser Stelle zu und lesen Sie erst in 14 Tagen weiter.**

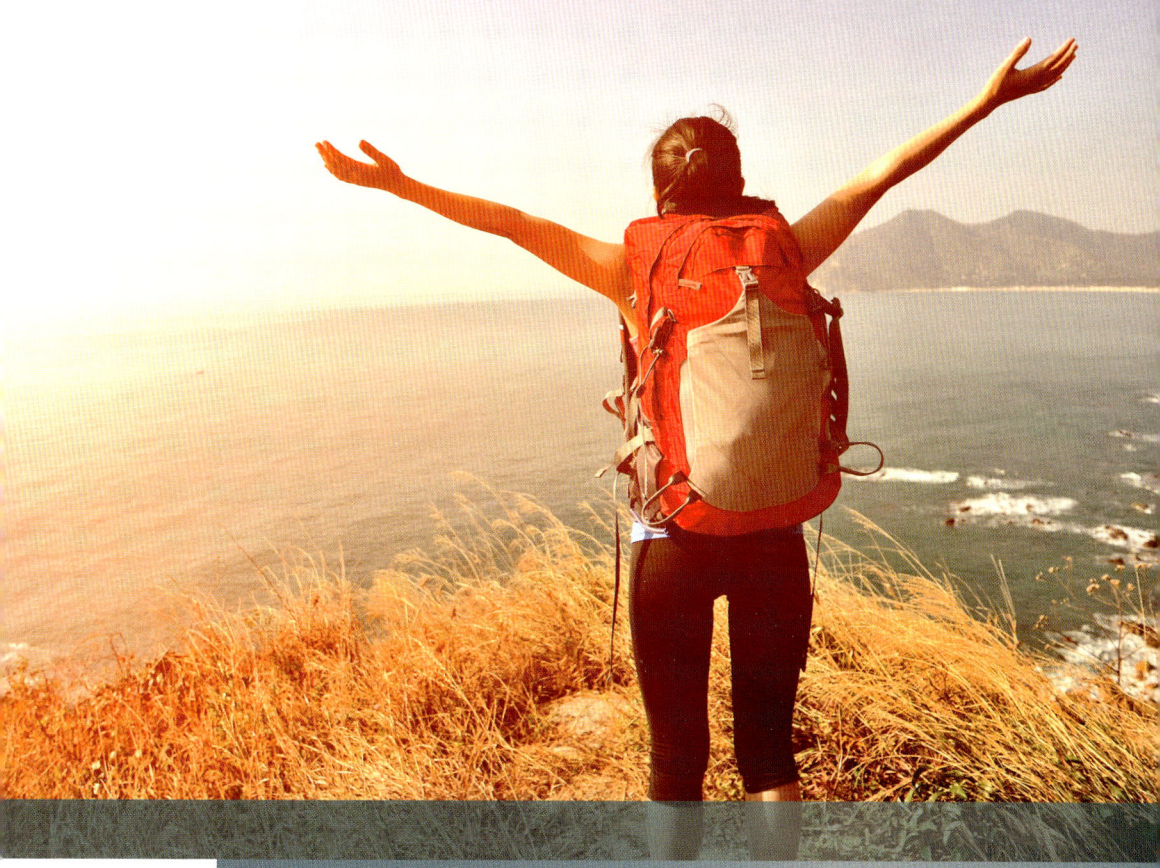

2 Bewegung zum Gleichgewicht

„Das Leben besteht in der Bewegung."
ARISTOTELES

Sie haben die ersten 14 Tage Ihres Lebens wieder in Ihrem natürlichen Rhythmus verbracht. Merken Sie schon, wie viel mehr Energie Sie besitzen? Lassen Sie uns noch einmal die wichtigsten Punkte aus dem ersten Teil wiederholen.

Halten Sie 12 Stunden Fastenzeit in der Wachphase oder 14 bis 16 Stunden Fastenzeit in der Schlafphase ein und belohnen Sie sich danach mit einer guten, genussvollen Mahlzeit. Denken Sie nicht an die Kalorien, die Sie zu sich nehmen, und haben Sie kein schlechtes Gewissen, wenn Sie essen. Denken Sie an unser Motto: **Essen mit Kultur, Genuss und Muße macht schlank und fit.** Nehmen Sie nach Beendigung Ihrer Fastenphase nie mehr als zwei Mahlzeiten ein. Verzichten Sie auch nach der Fastenphase auf die vielen kleinen Zwischenmahlzeiten. Ein gesunder Körper spürt Hunger und Sättigung zum richtigen Zeitpunkt. Verbieten Sie sich nichts, aber hören Sie dann mit dem Essen auf, wenn das angenehme Gefühl des Sattseins eingetreten ist. So vermeiden Sie ein Völlegefühl. Die Nahrungsmengen, die nach dem Einsetzen des Sättigungsgefühls zugeführt werden, werden vom Körper als Fettreserve für Krisenzeiten gespeichert. Sättigung ist das körpereigene Signal – ich brauche kein Essen mehr.

Jeder Schritt zählt

Damit meinen wir keine täglichen Übungen, sondern die Erweiterung des täglichen Bewegungsflusses. Neueste wissenschaftliche Studien haben gezeigt, dass einer der Gründe, warum manche Menschen alles essen können und nicht zunehmen, ihr sehr hoher Bewegungsgrad im Alltagsleben ist. Beweggründe gibt es dabei genug und viele davon befinden sich direkt vor der Haustür: **„Ein Mensch in Bewegung nimmt nicht zu."**

Trinke so viel wie möglich

Sie haben sicher gemerkt, wie hilfreich es ist, so viel wie möglich zu trinken, weil dadurch Hungerattacken vorgebeugt wird. Trinken hat darüber hinaus aber noch einen anderen nützlichen Effekt: Kalorienfreies Trinken (Wasser, Tee) verbraucht Energie – und davon gar nicht wenig! Damit der Körper zwei bis drei Liter Wasser ausscheiden kann, verbraucht er immerhin 300–400 Kilokalorien, also wirklich eine ganze Menge. Des Weiteren schwemmen wir durch regelmäßiges Trinken Fettabbauprodukte aus unserem Körper, die sonst Kopfschmerzen, Übelkeit oder Mattigkeit erzeugen würden. Durch diese relativ einfach durchführbaren kleinen Schritte haben Sie wieder den Urmenschen in sich geweckt.

Urmensch statt Uhrmensch

„Es ist unglaublich, wie viel Kraft die Seele dem Körper zu verleihen mag."
Alexander von Humboldt

Wir alle kennen das Gefühl, welches der tägliche Trott mit seinen mechanischen Einteilungen mit sich bringt. Wie ein Hamster im Rad drehen wir uns im Kreis und bemerken gar nicht, dass wir eigentlich immer nur auf der Stelle treten. Durch die täglichen Sorgen und den Stress, der in unserer Gesellschaft schon zum guten Ton gehört, sind wir aus dem inneren Gleichgewicht gekommen. Das Problem lautet aber: **Ist der Stresspegel zu hoch, kann ich nicht abnehmen.** Das ist eine Tatsache, soll aber keine Ausrede sein. Wie in der vorangegangenen Stufe, führt uns die Lösung unseres Problems wieder zu unseren Vorfahren. Hormone, die in einer Stresssituation ausgeschüttet werden, waren für den Urmenschen überlebenswichtig. Bei Gefahr wurde er dadurch bereit für den Kampf oder die Flucht. Nicht lange nachdenken, sondern reagieren, nach diesem Prinzip führte er sein Leben. In Stresssituationen der heutigen Zeit gelten die gleichen Prinzipien. Der Unterschied zu unseren Urahnen besteht allerdings darin, dass wir selten in unserer Arbeit Kampf- oder Fluchtreaktionen zeigen können oder dürfen! Stress ist ein individuelles Phänomen, welches erst zu Beginn des 20. Jahrhunderts von dem amerikanischen Physiologen und Psychologen Walter Cannon beschrieben und benannt wurde. Jeder Mensch beurteilt unbewusst Reize, die als sogenannte Stressoren bezeichnet werden. Je nach Lebensgeschichte, Erfahrungen und persönlichen Erlebnissen werden diese Stressoren eingestuft und lösen dementsprechende körpereigene Vorgänge aus. Dabei setzt unser Gehirn zunächst die Hormone CRH (Corticotropin-Releasing-Hormone) und ACTH (Adrenocorticotropin) als Botenstoffe frei. Bei kurzfristigen Stressoren werden dann vor allem die Hormone Adrenalin und Noradrenalin als biochemische Reaktion freigesetzt. Bei zeitlich langfristigen Stressoren werden GK-Hormone (sogenannte Glukokortikoide) in der Nebennierenrinde produziert.

Stress, bzw. die unbewusste blitzschnelle Bewertung von Stressoren, dient uns Menschen dazu, uns an schwierige Situationen anzupassen. Dem Urmenschen diente dieser Mechanismus dazu, entsprechend schnell mit Kampf oder Flucht reagieren zu können. Heutzutage verfügen wir noch immer über das körpereigene Bewertungssystem, jedoch fehlen uns großteils die Möglichkeiten, die Kampf- oder Fluchtreaktion auszuleben bzw. den Stresslevel wieder abzubauen. Dies bedeutet für uns, dass wir Stress nicht vermeiden können, wir können aber lernen, besser mit unseren Stressoren umzugehen und diese zu bewältigen (Englisch: „coping").

Unsere Erfahrung der letzten Jahrzehnte hat uns gezeigt, dass viele übergewichtige Menschen oftmals Stressesser sind. Wenn Stresshormone ausgeschüttet werden und wir essen z.B. Schokolade, beruhigt sich unser Körper relativ schnell. Nach dem Essen der Schokolade bekommen wir ein schlechtes Gewissen, welches wiederum Stress erzeugt. Diesen Teufelskreis möchte unser Konzept durchbrechen, denn je stressresistenter wir werden, desto besser funktioniert auch die Fettverbrennung in unserem Körper.

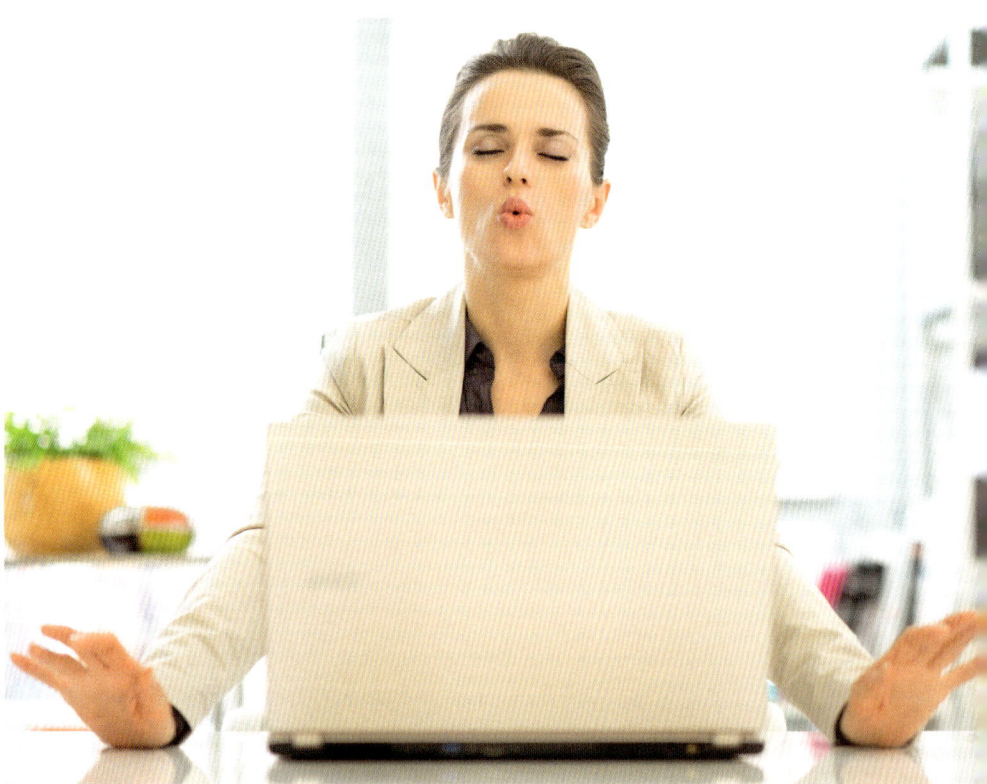

Das Spannende an unserem Konzept ist, dass es nie stillsteht und immer neueste Erkenntnisse und Expertinnen/Experten miteinbezieht. Grundsätzlich sprechen wir seit unserer ersten Ausgabe immer seltener von Übergewicht – dafür immer öfter von Ungleichgewicht. Durch Ungleichgewicht entsteht unweigerlich Stress, und dieser ist hinderlich, wenn man Gewicht verlieren möchte, also insbesondere Fett abbauen will. So sind Stressresistenz und Entspannung sehr wichtig. Hier setzt dieses Kapitel an und unterstützt Sie in dieser Richtung.

Dieses Buch soll Ihnen mehr Wissen über Ihren Körper vermitteln und Möglichkeiten aufzeigen, sich mit vielen Bewegungsarten und -angeboten auseinanderzusetzen, damit Ihre Freude an der Bewegung erwacht. Wie und wann Sie Bewegung machen dürfen, wird auf den nächsten Seiten erklärt. Sie werden sich besser, stärker und vitaler fühlen und viele kleine Erfolge feiern, die am Ende des Buches in ein großes erreichtes Ziel münden. Tanken Sie Lebensenergie und Selbstwertgefühl und feiern Sie Ihre Erfolge. Das Wichtigste bei unserem Konzept ist aber, dass Sie die Bewegung bzw. den Sport zur richtigen Zeit betreiben. **Daher bleiben Sie in Bewegung – fangen wir gemeinsam an!**

Diese Stufe bringt Sie in Bewegung!

Wie in allen unseren Stufen fassen wir zunächst zusammen, was wir bis jetzt geschafft haben. Sie haben den Biorhythmus gefunden und freuen sich darüber, dass Sie Ihre Fastenzeiten einhalten, ohne Kalorien zählen zu müssen. Sie genießen wieder Ihre Mahlzeiten, belohnen sich mit gesunder Nahrung und lassen sich Zeit beim Essen. Auch die Wichtigkeit der Flüssigkeitszufuhr und die damit verbundene optimierte Energiebereitstellung ist Ihnen bewusst. Vielleicht staunen Sie schon über Ihre Erfolge, die Sie mit kleinen Schritten erreicht haben, ohne Ihr Essen „analysiert" zu haben. Ihr Handeln wird von Ihrer inneren Stärke bestimmt – seien Sie stolz auf sich! Mit dem nächsten Schritt wollen wir nun ein bisschen mehr Bewegung in den Alltag einfließen lassen. Bewegung und Entspannung sind untrennbar miteinander verbunden.

Warum dürfen Sie sich bewegen und wozu muss das sein?

Ihr Körper besitzt ungefähr 650 Muskeln, deren Aufgaben von der Wärmeerzeugung bis zur Hormonregulierung reichen. Selbst ein einfaches Lächeln bedarf des Zusammenspiels von 17 unterschiedlichen Muskeln. Unsere Genetik setzt Bewegung von ca. sechs Stunden täglich voraus, dies entspricht einem Spaziergang von fast 25 bis 30 km mit ca. 5 km/h, um perfekt zu funktionieren. Der Körper muss also Energie erzeugen, indem Fettsäuren und Glukose in den Zellen verbrannt werden. Dieser Vorgang wird unter ausreichend Sauerstoff als aerober Stoffwechsel bezeichnet. Ohne Sauerstoff, also bei kurzeitiger zu hoher Belastung, spricht man von einem anaeroben Stoffwechsel. All diese Vorgänge führen letztendlich zur reinsten Energieform, dem ATP (Adenosintriphosphat) in der Muskelzelle, genauer gesagt in den Muskelkraftwerken, den Mitochondrien. Somit brauchen wir immer ausreichend Sauerstoff und einen gleichmäßigen Bewegungsablauf, um vermehrt Fettsäuen (Fett) zu verarbeiten. Besonders geeignet sind Ausdauersportarten sowie Kraftausdauersportarten, jedoch hat auch reines Muskelaufbautraining diesen positiven Effekt. Allerdings nicht unmittelbar während des Trainings, sondern eher nach dem Training. Auch die psychische Komponente des Ausdauersportes wirkt sich sehr positiv auf die Glückshormonbildung aus und macht diesen so interessant. Jeg-

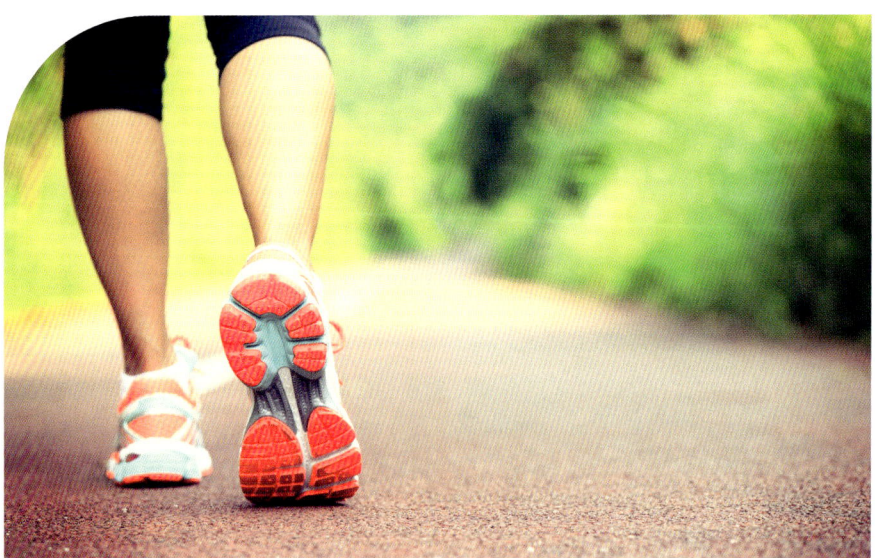

licher Ausdauer- oder Kraftausdauersport ist also optimal geeignet, aber auch ein gleichmäßiger Spaziergang, der etwas zügiger ausgeführt wird, ohne zu überlasten, führt zum gewünschten Erfolg.

Sport in der Fastenpause!

Wenn also Sport in der Fastenpause ausgeführt wird, kommt es zur optimalen Fettverbrennung, da die Glykogenspeicher schon reduziert sind. Nach wissenschaftlichen Studien setzt nach einer Mahlzeit, die vor dem Sport eingenommen wurde, erst frühestens nach 30 bis 40 Minuten die Fettverbrennung ein. In Ihrer Fastenzeit, also einige Stunden nach der Nahrungsaufnahme, kommt es bereits nach zehn Minuten zu einer vermehrten Fettsäureverbrennung! Dies erhöht die Notwendigkeit des Körpers, dem Blut Fetttröpfchen beizumengen, um den Energiebedarf zu decken. So ist es möglich, selbst mit geringer Kondition – also bei absoluten Neueinsteigern – schneller an die Fettreserven zu gelangen, ohne sich zu überlasten oder demotiviert zu sein. Um beispielsweise ein Stück Torte zu verarbeiten, müssten Sie eine Stunde am Laufband mit ca. 10 km/h absolvieren. Versuchen Sie dies, so kommt es beim untrainierten Körper zur Übersäuerung und somit zur Verhinderung der Fettverbrennung, und Sie werden noch Tage an Ihre Überlastung denken (der bekannte Muskelkater). Solche Trainingsmethoden führen schnell dazu, den Spaß an Bewegung zu verlieren, und alle positiven Aspekte können so nicht erreicht werden. Deshalb sind so viele Empfehlungen in Fitnessstudios überzogen und kaum bis gar nicht körperspezifisch auf den Kunden abgestimmt. Der stete Tropfen höhlt den härtesten Stein und so ist ein kleines Bewegungsprogramm täglich besser, als zweimal pro Woche zwei Stunden dafür aufzuwenden. Je öfter Sie ausdauernde Bewegungseinheiten ausüben, umso schneller lernt der Körper, auf die Fettverbrennung umzustellen und nicht erst lange im Zuckerstoffwechsel zu bleiben. Die Flüssigkeitsaufnahme für Ihren Körper sollte in Bewegung bei ca. 0,5 l pro Stunde bei normaler Raumtemperatur liegen, ungesüßte Tees oder Wasser sind die besten Energielieferanten für den Wasserhaushalt, und Sie erhalten damit eine erhöhte Leistungsfähigkeit. Vermeiden Sie kohlensäure- oder zuckerersatzstoffhaltige Getränke. Gerade letztere schmecken süß und leiten die gleichen Vorgänge im Körper ein, die auch gesüßte Getränke verursachen würden, nur steht dann eben kein Zucker zur Verfügung, was letztlich zur Unterzuckerung führt. Dies gilt es auch nach dem Training zu beachten!

Muskeltraining – die Symbiose zum Ausdauertraining

Wie schon anfangs erwähnt, verursachen unsere ca. 650 Muskeln im Körper einen unglaublichen Energiebedarf, sowohl in Ruhe als auch in der Bewegung. Man unterscheidet somit den Grundumsatz (Verbrauch in kcal pro 24 Stunden in einer Wachphase, also liegend und munter) und den Leistungsumsatz (also den Verbrauch an kcal durch die Leistung, also bei körperlicher Bewegung). So verbraucht ein erwachsener Mann mit 70 kg ca. 2.100 kcal als Grundumsatz in 24 Stunden. Bei nur 5 kg Erhöhung der Muskelmasse kommen nochmals ca. 150 kcal zum Grundumsatz in 24 Stunden hinzu. Wohlgemerkt ohne Leistungsumsatz und ohne Sport! Denn Muskeln können in Bewegung schnell das Zigfache ihres Ruhezustandes verbrauchen. Ein Radprofi muss beispielsweise bei einem mehrtägigen Radrennen 7.000 bis 9.000 kcal pro Etappentag zu sich nehmen. Gut, werden Sie jetzt sagen, aber ich schaffe nicht zwei Bergpässe am Tag, um so viele kcal zu verbrauchen. Genau deshalb müssen Sie Ihre Muskelmasse erhöhen, und dies führt dann mit Kraftausdauertraining oder einfachen Hausarbeiten oder eben Bürotätigkeiten (kein Lift, sondern Treppe) zu einem erhöhten Leistungsumsatz – Ihre Muskeln sind nämlich 24 Stunden am Tag „hungrig!"

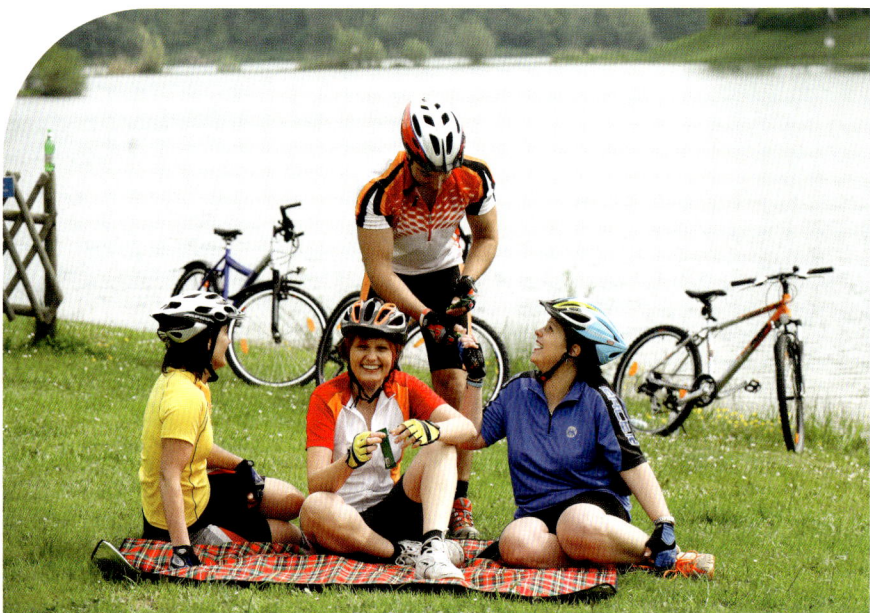

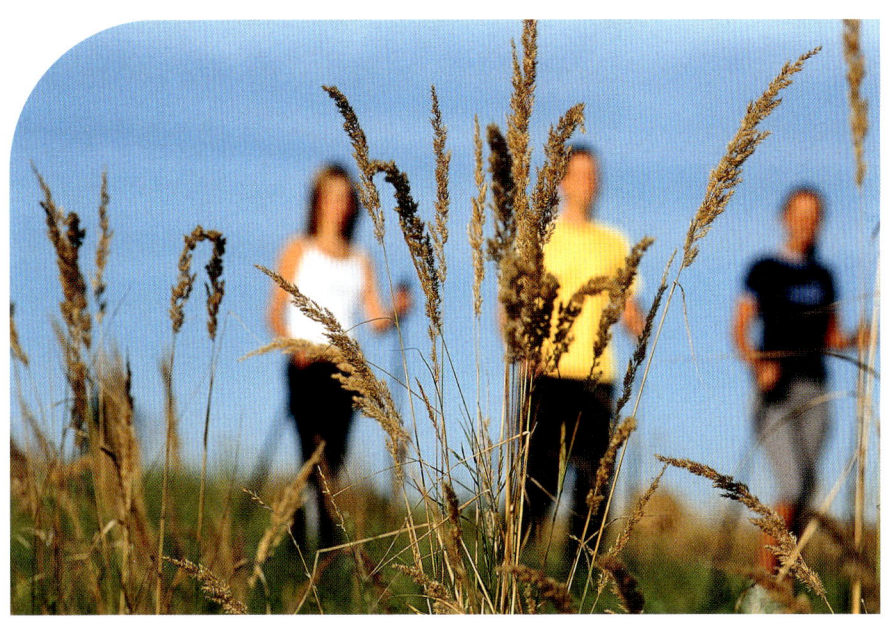

Welche Übungen passen und worauf sollte man achten?

Viele von Ihnen kennen bereits körperliche Probleme, und auch die Psyche ist oft schon in Mitleidenschaft gezogen. Vielleicht waren Sie ja schon im Fitness-Center (oder wollten dorthin gehen) oder haben mit einem eigenen Training begonnen, mussten dann aber wegen Gelenkschmerzen oder anderen Beschwerden aufgeben. Oft wird uns gesagt, dass die Blicke, die man als Übergewichtiger bekommt, schlimmer sind als die Trainingseinheiten, und dass Vorurteile einem den nächsten Besuch im Studio oder das nächste Training vermiesen. Es sei Ihnen gesagt: Sie können ins Studio – wir brauchen aber nicht unbedingt eines! **Die Natur hält genug Bewegungsmöglichkeiten für Sie bereit.** Ihr Wohnzimmer mit nur zwei Quadratmetern Platzbedarf reicht für eine Fülle an Übungen aus. Als Grundsatz gilt immer: Das Risiko beim Ausführen der Übung sollte dem Nutzen weit untergeordnet werden. Eine Kniebeuge stellt nicht die erste Wahl dar, wenn man Beschwerden in den Hüft-, Knie- oder Sprunggelenken hat, beteiligt jedoch über 90 Prozent der gesamten Muskeln. Bei Gelenkproblemen wird die Übung zum Beispiel im Sitzen am Stuhl mit Beugen und Strecken jedes Beines begonnen. Es gibt keinen Grund, keine Kräftigungsübungen zu machen, nur eine falsche Anleitung oder

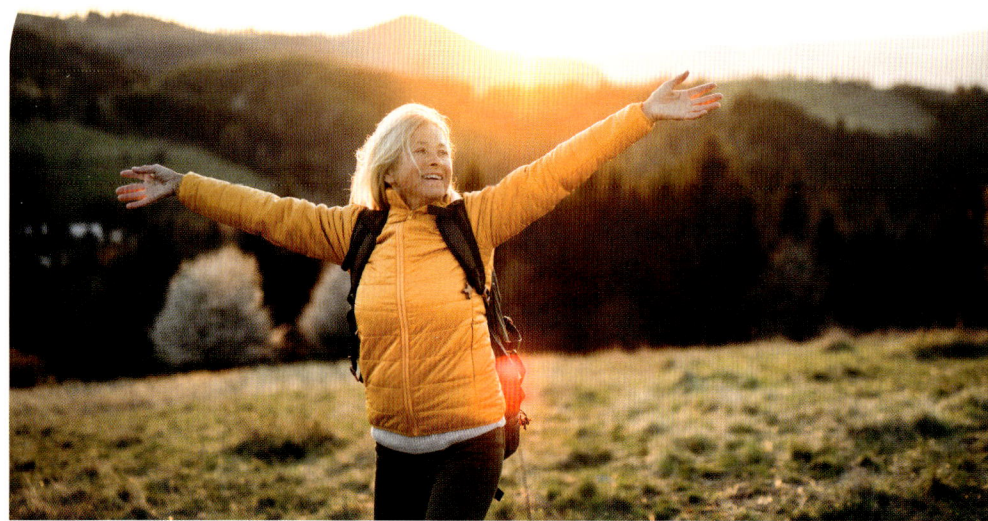

Ausführung! Wenn Sie beispielsweise in ein Studio kommen und Bauch, Bein, Po trainieren wollen, sollten Sie schon beim Aufwärmen über ein großes Bewegungsspektrum verfügen. Aber was machen Sie, wenn Sie dann die Übungen kaum, zum Teil oder nur unter Schmerzen ausführen können? Dazu muss man wissen, dass keine Übung, egal welche Sie ausführen, genau dort Fett verbrennt, wo Sie gerade trainieren, denn Fetttröpfchen werden insgesamt aus dem Depot des Körpers abgebaut. Man kann also kein Bauchmuskeltraining ausführen und glauben, dass der Bauch jetzt einfallen wird. Muskeln funktionieren unter der Voraussetzung, dass auch die nervale Stimulation, also das Ansprechen über den Willen, funktioniert. Sie müssen zuerst die Brücken zu Ihren Muskeln bauen, und daher erlernen Sie zunächst einfache Übungen. Erst wenn diese perfekt ausgeführt werden können, also koordiniert erfolgen, erhöhen Sie die Belastung. Man sollte sich in diesem Zusammenhang vor Augen führen, dass etwa Hanteln und Maschinen die Belastung eigentlich herabsetzen, da der eigene Körper als „Trainingsgewicht" mehr als ausreicht – und dies gilt nicht nur für Menschen im „Ungleichgewicht", sondern für alle. So dienen also Trainingshilfsmittel bei uns nur dazu, Übungen auszuführen, wenn ein Beherrschen der ganzkörperlichen Übung, z.B. Kniebeuge, nicht möglich ist.

Was ist der Nachbrenneffekt und wie nutzt er mir?

Der Körper benötigt nach einer intensiveren Einheit mit bis zu ca. 80 Prozent der maximalen Herzfrequenz sowohl im Ausdauersport als auch im Krafttrainingsbereich eine gewisse Zeit, um den Normalzustand wieder zu erreichen. So sind Herzfrequenz und Atmung noch länger beschleunigt und die Nerven sind noch immer bereit für weitere „Aktivitäten". In diesem Zeitraum kommt es weiter zur Hormonausschüttung und der Kalorienverbrauch läuft weiter. Eine Studie der Colorado State University zeigt, dass der Nachbrenneffekt beim Krafttraining höher ist als bei gleicher Belastungsintensität am Ergometer. Jedoch fuhren die Radfahrer hierfür kürzer, um die gleiche Kalorienanzahl zu erreichen. Die Radfahrer fuhren eine Stunde, und die Krafttrainingsprobanden mussten 100 Minuten trainieren. Somit wurden die kcal am Rad schneller verbraucht als beim Krafttraining – 6 kcal beim Krafttraining und 10 kcal beim Radfahren pro Minute. Krafttraining verbrennt aber pro Einheit 51 kcal im Nachbrenneffekt mehr (in den ersten fünf Stunden nach dem Training gemessen). Das scheint wenig zu sein, ist aber bei zweimaligem Training pro Woche aufs Jahr gerechnet 1 kg Fett weniger! Für unser Konzept be-

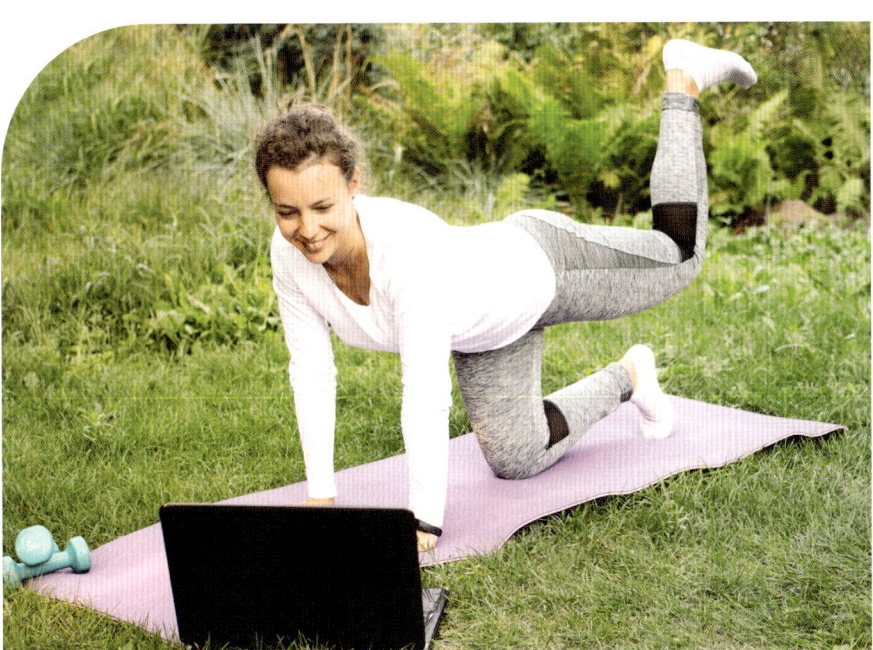

deutet das, dass wir zuerst eine Ausdauereinheit (auch um die Muskulatur zu erwärmen und die Gelenke zu mobilisieren) empfehlen und im Anschluss daran ein Krafttraining, um den Nachbrenneffekt einzuleiten bzw. zu verstärken.

Welche Sportarten eignen sich besonders?

In der Folge werden etliche Sportarten aufgelistet, die wesentliche Vorteile aufweisen. So sind sie für ein allgemeines Gesundheits- bzw. Fitnesstraining besonders geeignet, erfordern geringere Anstrengungen und sind daher besonders für Wiedereinsteiger oder Sportanfänger zu empfehlen. Dazu zählen folgende Sportarten:

- **Spazierengehen**
- **Walking**
- **Nordic Walking**
- **Wandern**
- **Tanzen**
- **Radfahren (eventuell mit einem E-Bike)**
- **Schwimmen**

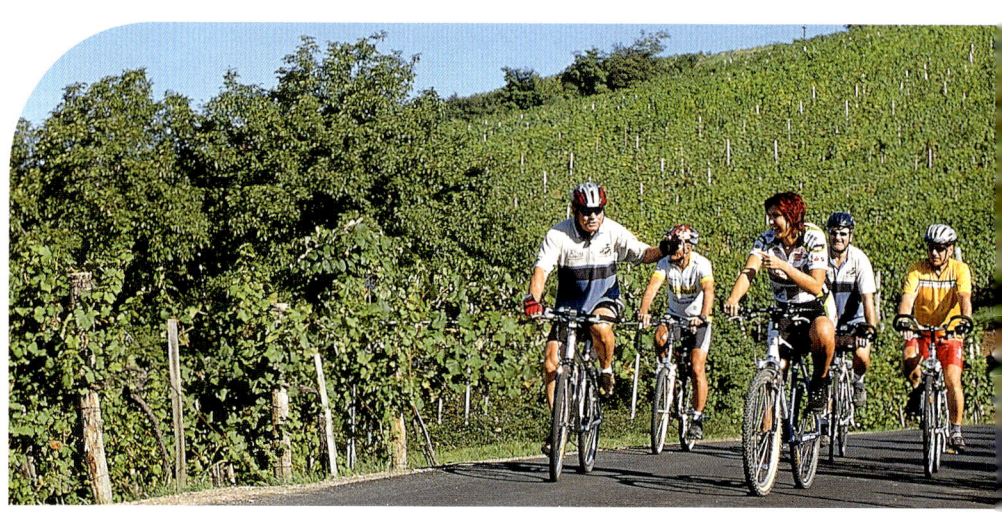

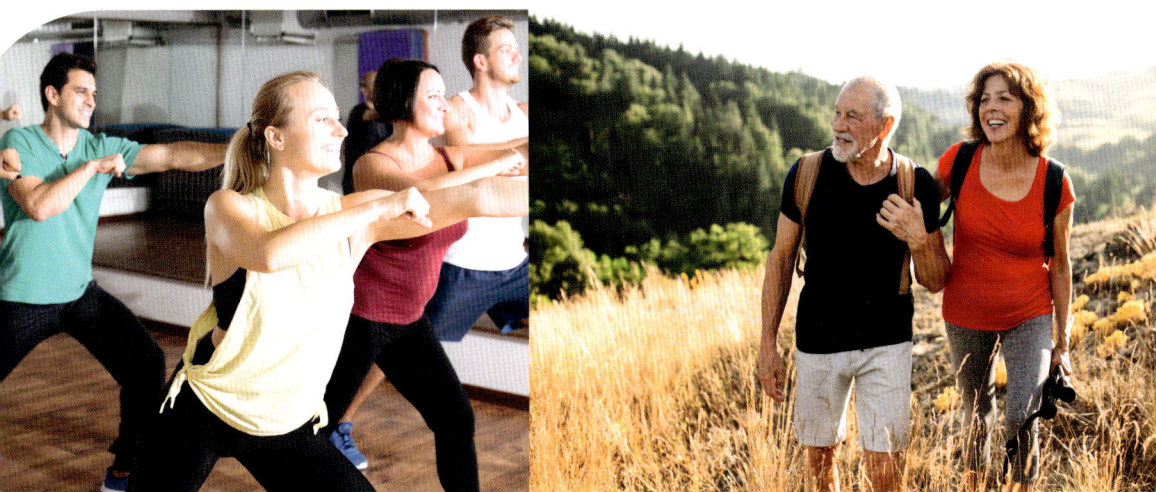

Für bereits trainierte Wiedereinsteiger bzw. sportliche Personen eignen sich:

- **Lockeres Laufen, Joggen und Bergwandern**
- **Mountainbiken**
- **Zumba**

Welche Herzfrequenz eignet sich für das Training?

Grundsätzlich können Sie zu Beginn von einer einfachen Faustregel ausgehen, die besagt, dass die maximale Herzfrequenz (Hfmax) 220 minus dem Lebensalter beträgt. Überwachen Sie ihre Bewegung mittels eines Pulsmessgerätes. Zusammengefasst kann die Formel für Ausdauertraining daher folgendermaßen dargestellt werden:

Untere Grenze: Hfmax = (220 – Lebensalter) x 0,55
Obere Grenze: Hfmax = (220 – Lebensalter) x 0,65

Dies bedeutet, dass z.B. eine 50-jährige Person über eine maximale Herzfrequenz von 170 (=220-50) Schlägen pro Minute verfügt. Für Ausdauertraining eignet sich eine Intensität von ca. 55–65 % der maximalen Herzfrequenz. Dies bedeutet, die 170 Schläge mit 0,55 bzw. 0,65 zu multiplizieren. Daraus ergibt sich ein Trainingsbereich von 94 bis 111 Schlägen pro Minute.

Wenn Sie über mehrere Jahre keinen Sport mehr betrieben haben, raten wir vor Beginn des Bewegungstrainings zu einer ärztlichen Untersuchung bei einem/r Facharzt/-ärztin für Innere Medizin sowie einem/r Facharzt/-ärztin für Orthopädie. Dies gilt insbesondere dann, wenn Sie Vorerkrankungen bzw. Risikofaktoren (Bluthochdruck, Rauchen) aufweisen. Nutzen Sie ebenso die Möglichkeit zur jährlichen Vorsorgeuntersuchung.

Der berühmte Sportwissenschaftler und Mediziner DDr. Jürgen Weineck führt in seinem Buch „Aktiv Leben! Bewegung ist die beste Medizin" viele positive Effekte von Bewegung an, die hier folgend aufgelistet sind. Sie können daher folgende Erwartungen an gesundheitsbewusste Bewegungen bzw. Ausdauer- und Krafttraining stellen:

- Positive Effekte für die Psyche (Selbstwertsteigerung, Spannungsabbau)
- Positive soziale Effekte (Kennenlernen neuer Personen, Zeit mit Freunden verbringen, Mobilität erhalten oder Wiedergewinnen)
- Positive Effekte auf das Immunsystem (erhöhte Widerstandskraft, Krankheitsvorbeugung)
- Positive Effekte auf den Bewegungsapparat
- Positive Effekte für das Gehirn (Konzentrationsfähigkeit, Wohlbefinden, Aufmerksamkeit und Motivation)
- Positive Effekte auf das Nervensystem (Erholungsfähigkeit, Koordination, Stresstoleranz, Schlafqualität)
- Positive Effekte auf die Atmung (Lungenvolumen, Sauerstoffversorgung, geringeres Risiko für Erkältungskrankheiten)
- Positive Effekte auf das Herz-Kreislauf-System
- Positive Effekte auf Verdauung und Stoffwechsel
- Allgemeine positive Effekte (Leistungs- und Erholungsfähigkeit, verzögerte Alterungsprozesse)

Untrennbar verbunden mit Bewegung ist auch die Entspannung bzw. Erholung. Kein Spitzensportler kann Höchstleistungen erbringen, wenn er der Regeneration keine Aufmerksamkeit widmet. Dies gilt für jeden Menschen. Daher empfehlen wir unbedingt auch Entspannungsübungen bzw. raten Ihnen, auf Entspannung und Regeneration zu achten. Ihr Körper und Ihre Seele werden es Ihnen danken!

Unser Konzept greift dabei auf verschiedenste Methoden zurück – es liegt hier jedoch an Ihnen, geeignete Entspannungsmethoden für sich zu entdecken. Dazu zählen beispielsweise:

- Asiatische Bewegungsformen wie Qigong, Tai Chi und milde Formen von Yoga
- Massage, Shiatsu
- Progressive Muskelentspannung
- Aromatherapie
- scheinbar einfache Methoden wie ein heißes Bad oder Zeit für ein gutes Buch

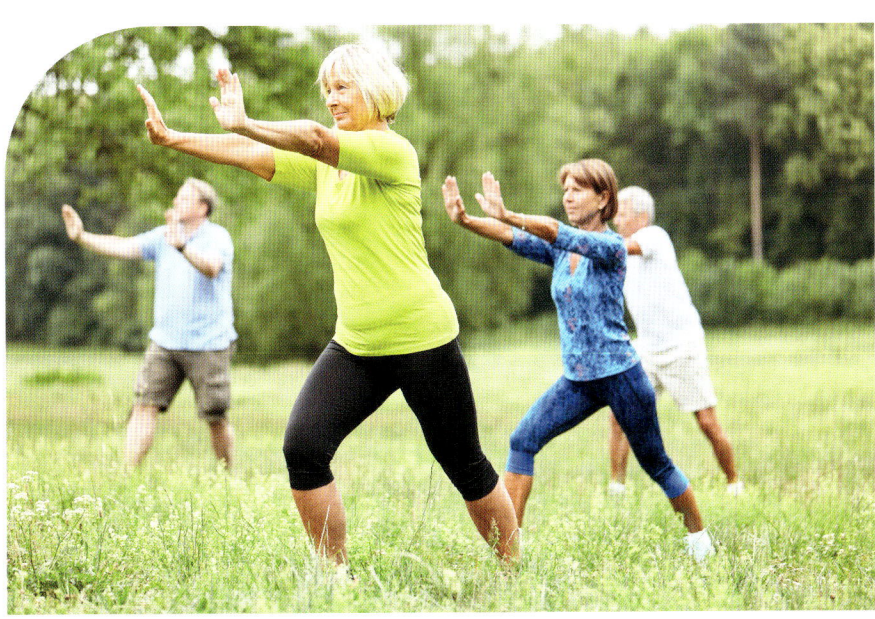

Abschließend wollen wir noch einige Erfahrungswerte mit Ihnen teilen. Es hat sich bei unseren Untersuchungen gezeigt, dass zwei bis vier Stunden nach der letzten Mahlzeit eine Sporteinheit besonders wirksam sein kann. Ein möglicher Erfolgsrhythmus könnte daher so aussehen:

Frühstück:	08:00 Uhr
Mittagessen:	16:00 Uhr
Sporteinheit:	20:00 Uhr

Die Sporteinheit sollte ca. 30–45 Minuten Ausdauertraining beinhalten (Radfahren, Spaziergang, Training am Ergometer) und ca. 10 bis 15 Minuten Krafttraining (mit geringen Gewichten oder später mit Eigengewicht). Danach können Sie ein entspannendes Bad nehmen und „über Nacht im Schlaf abnehmen" (den Nachbrenneffekt ausnützen). Ebenso zeigen unsere Erfahrungen, dass ein Abnehmeffekt dann eintritt, wenn Sie an ca. 80 Prozent der Tage (mindestens 26 Tage im Monat) den Fastenrhythmus einhalten können. Sie nehmen im Durchschnitt dann ca. zwei Kilogramm pro Monat ab. Dies ist natürlich von Ihrer körperlichen Konstitution abhängig und unterliegt Schwankungen! Bei ca. 70 bis 80 Prozent der Fastentage pro Monat können Sie Ihr Gewicht halten. Bei weniger eingehaltenen Fastentagen betrachten Sie unser Konzept als wertvolles Geschenk an Ihre eigene seelische und körperliche Gesundheit. Auch dann können Sie ein deutlich gesteigertes Wohlbefinden erzielen!

https://www.youtube.com/
watch?v=WLGR4w8x2K4&list=
PLfn-9BoBLvOsSNjXkCT8
Kewn0fyooow71&index=5

➡ **Wir wünschen Ihnen viel Erfolg und Spaß bei dieser Stufe unseres Konzepts. Bitte schlagen Sie das Buch an dieser Stelle zu und lesen Sie erst in 14 Tagen weiter.**

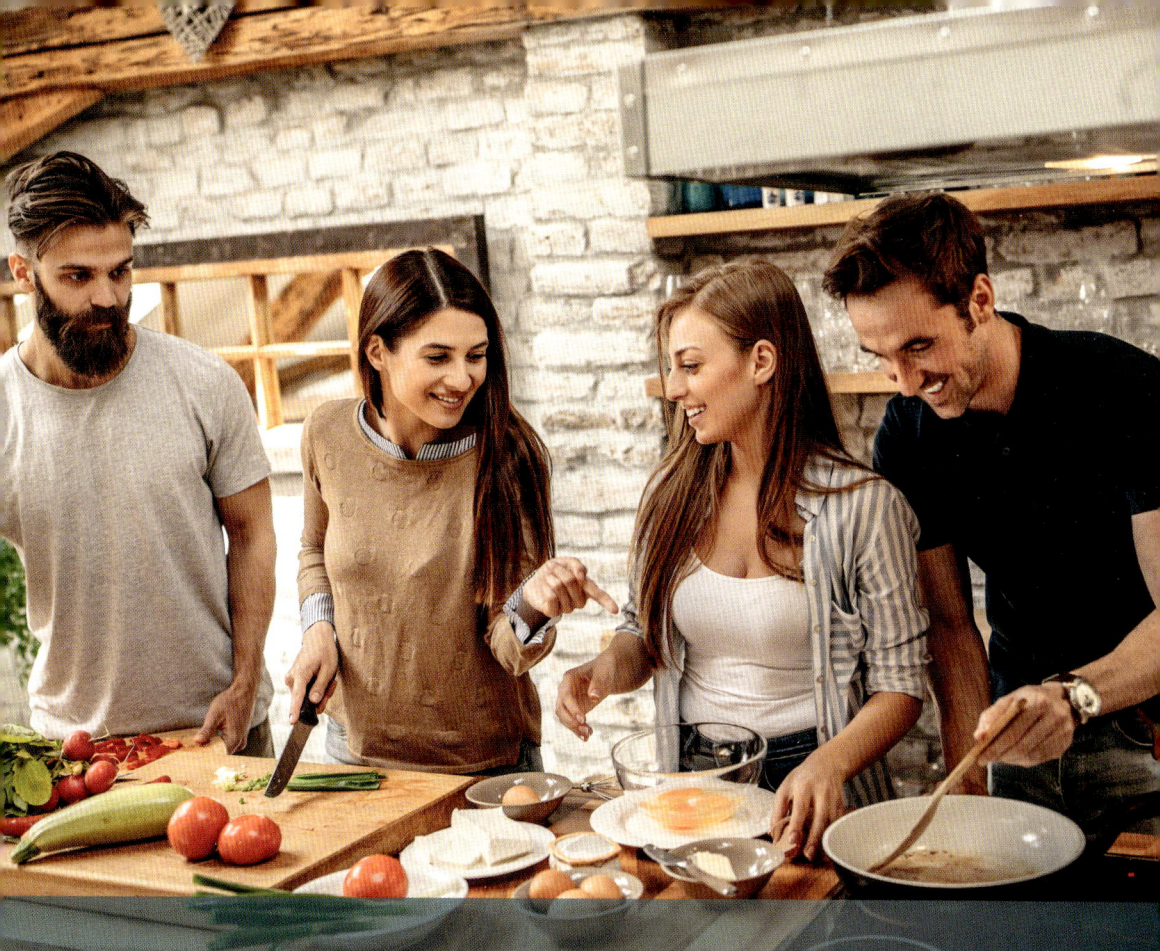

3 Der Weg zum gesunden Stoffwechsel

„Der Mensch soll aus Gesundheit freudig,
aus Überzeugung mäßig und aus Verständnis gut essen."

CARL FRIEDRICH VON RUMOHR

Sie haben die ersten zwei Stufen unseres Konzepts erfolgreich in Ihren Alltag integriert. Sie leben wieder in Ihrem natürlichen Rhythmus und bewegen sich deutlich mehr! Seien Sie stolz auf das, was Sie bereits gemeistert haben! Sie bemerken sicher schon, wie viel mehr Energie und Tatendrang in Ihnen steckt! Lassen Sie uns noch einmal die wichtigsten Punkte aus den ersten Teilen wiederholen:

Ich gönne mir Genusszeit

Bevor wir den nächsten Schritt machen, möchten wir Sie noch einmal an die Fastenphasen, die 12-stündige Fastenzeit in der Wachphase oder 14 bis 16 Stunden Fastenzeit in der Schlafphase und das Bewegungsprogramm erinnern, das dem Aufbau

> *„Deine Nahrungsmittel seien deine Heilmittel."*
> Hippokrates von Kos

der Ausdauerbewegung und des Muskelaufbaus dient. Wir wissen, auf dem Weg zu uns selbst zählt jeder Schritt. Bitte überprüfen Sie sich selbst, indem Sie die selbst angefertigten Uhren nie unausgefüllt lassen.

Im folgenden Teil möchten wir Ihnen zeigen, wie durch die richtige Auswahl von Nahrungsmitteln Lebensmittel wirklich wieder zu einem „Mittel zum Leben" werden. Wir möchten Ihnen vermitteln, wie Sie durch die richtige Auswahl die Fettverbrennung steigern. Ein bisschen übertrieben ausgedrückt und in Anlehnung an Valter Longos Bestseller „Iss dich jung" sagen wir Ihnen: Essen Sie jetzt, um abzunehmen! Dafür wollen wir Ihnen einige ernährungswissenschaftliche Hintergründe erläutern. Es geht dabei um ein paar Informationen, die uns helfen, unseren Körper noch besser zu verstehen – und darauf kommt es uns ja schlussendlich an.

Kann man abnehmen ohne weniger zu essen?

Ja, das geht! Das haben uns die ersten Schritte aus den vorangegangenen Stufen ja schon gezeigt. Jetzt wollen wir uns in einem weiteren Schritt mit einigen Ernährungsgrundlagen beschäftigen. Wissenschaftliche Studien haben immer wieder zu belegen versucht, dass hauptsächlich ein übermäßiger Fettkonsum für die Gewichtszunahme verantwortlich ist. Kohlenhydrate dagegen, so wurde lange behauptet, hätten keine Auswirkungen auf unser Gewicht. Es konnte aber nicht erklärt werden, warum viele Menschen, die ihren Fettkonsum einschränkten, trotzdem nicht abnahmen. Darum untersuchte man in einem weiteren Schritt verstärkt die Kohlenhydrate. Dabei wurde festgestellt, dass unterschiedliche Nahrungsmittel mit gleicher Kohlenhydratmenge zu einem unterschiedlichen Anstieg des Blutzuckerspiegels führen. Wir wissen bereits aus den vorangegangenen Kapiteln, dass je höher der Blutzuckerspiegel ist, desto größer ist auch die Insulinausschüttung. Dies bedeutet umgekehrt: Je größer die Insulinausschüttung ist, umso geringer ist die Fettverbrennung! Die Kalorienmenge der Kohlenhydrate ist bedeutungslos. Wichtig ist zu wissen, wie groß das Potential verschiedener Kohlenhydrate ist, um den Blutzuckerspiegel zu heben – und für wie lange. Und genau das kann heute gemessen werden – mit dem Glykämischen Index.

Was ist der Glykämische Index?

Der Glykämische Index (GI) gibt an, wie stark die Kohlenhydrate eines Lebensmittels den Blutzuckerwert anheben. Dabei wird der GI in Zahlenwerten angegeben. Jedes Lebensmittel wird dabei mit der Wirkung von Traubenzucker (Referenzwert 100) verglichen.

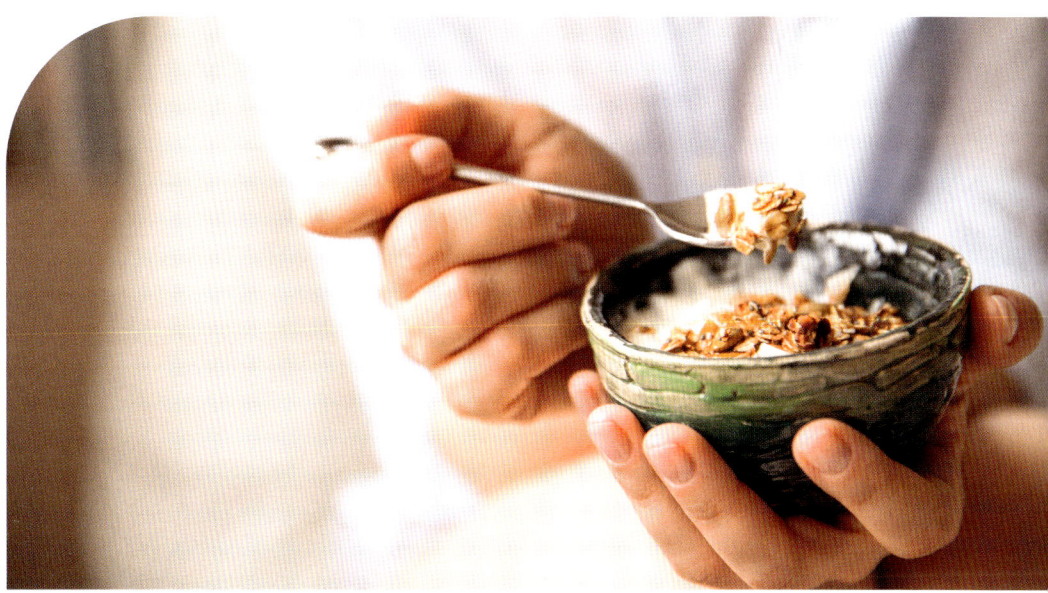

Mit dem Glykämischen Index kann also gemessen werden, welche Kohlenhydrate den Blutzuckerspiegel mehr anheben und welche weniger. Vereinfacht gesagt, können Aussagen getroffen werden, welche Kohlenhydrate dick machen, weil sie den Insulinspiegel deutlich stärker anheben, und welche nicht, weil sie den Insulinspiegel nicht so stark beeinflussen. Darum gilt: **Je niedriger der Glykämische Index einer bestimmten Kohlenhydratsorte ist, umso besser und ungehinderter funktioniert die Fettverbrennung in unserem Körper.**

Mehrere Studien belegen, dass allein durch die Auswahl an Nahrungsmitteln mit einem niedrigeren Glykämischen Index eine Gewichtsreduktion von bis zu zehn Kilogramm in einem Jahr möglich ist. Die richtigen Lebensmittel können also ein Mittel zum Abnehmen sein! Wir brauchen nicht einmal die zugeführte Kalorienmenge zu kontrollieren und können uns geschmackvolle Mahlzeiten zubereiten, wie wir später sehen werden. Bereits vorweg können wir sagen, dass ein GI höher als 70 als hoch, ein Wert zwischen 50 bis 70 als mittel und ein Wert unter 50 als niedriger einzustufen ist.

Wovon hängt der Glykämische Index ab?

Die gleiche Kalorienanzahl zweier Lebensmittel kann, oberflächlich betrachtet, die gleiche Wirkung auf den Körper haben. Tatsächlich aber spielt die Kalorienanzahl eines Kohlenhydrates nur eine untergeordnete Rolle. Viel wichtiger bei den Kohlenhydraten ist der Glykämische Index. Eben dieser Glykämische Index hat sich in den letzten Jahren zu einem spannenden wissenschaftlichen Kapitel entwickelt. Es wurde gezeigt, dass die gleiche Menge an Kalorien in Kohlenhydraten den Blutzuckerspiegel unterschiedlich hebt. Für alle, die ins Gleichgewicht kommen wollen, wird aber noch ein Effekt interessant: Wenn der Blutzuckerspiegel angehoben ist (d.h. wir haben Lebensmittel mit höherem Glykämischen Index gegessen), wird auch eine höhere Menge des Hormons Insulin ausgeschüttet. Sie erinnern sich sicher noch:

> **Insulin ist das Hormon,
> das uns mästet!**

Sie sehen also, Kalorien sind nicht gleich Kalorien. Unterschiedliche Sorten des gleichen Nahrungsmittels können einen unterschiedlichen Glykämischen Index haben! Ein gutes Beispiel zur Erklärung des Glykämischen Index finden wir bei Reis. Reis gilt seit jeher als Schlankmacher, aber Vorsicht: Reis ist nicht gleich Reis! Rundkornreis hat einen sehr hohen Glykämischen Index (ca. 70), während Langkornreis einen wesentlich niedrigeren Index (ca. 50) besitzt. Am niedrigsten ist der Glykämische Index bei Parboiled-Reissorten und Naturreis (ca. 32).

Weiters wissen wir, dass es oftmals auf die Zubereitungsmethode ankommt, um einen besseren Effekt zu erzielen. Rohe Karotten haben einen niedrigen Glykämischen Index (ca. 35), während gekochte Karotten einen hohen Glykämischen Index (ca. 85) haben. Der Glykämische Index von Kartoffeln steigt, je nach Zubereitungsmethode: 65, wenn sie mit Schale gekocht werden, 70, wenn sie vor dem Kochen geschält werden, 90, wenn sie zu Püree verarbeitet werden, und 95, wenn sie im Ofen gebacken oder frittiert werden. Die berühmte italienische Schauspielerin Sophia Loren nennt als ihr persönliches Schönheitsgeheimnis immer Pasta. Aber wie alle Italiener kocht sie ihre Nudeln „al dente". Sind die Nudeln nämlich al dente gekocht, haben sie einen Glykämischen Index von 50, während weich gekochte Nudeln einen Glykämischen Index von 65 haben!

Weitere Erkenntnisse zum Glykämischen Index
Nahrungsmittel, die viele Ballaststoffe und Proteine enthalten, haben im Vergleich zu anderen stärkehaltigen Nahrungsmitteln (wie beispielsweise Kartoffeln) einen sehr niedrigen Glykämischen Index. Bevorzugt können Sie ab jetzt Linsen und Sojabohnen (GI ca. 22–33) verwenden.
Weiße Teigwaren, die unter hohem Druck hergestellt werden (z.B. Spaghetti), haben einen sehr niedrigen Glykämischen Index (ca.40).

Organische Säuren verzögern die Aufnahme von Zucker im Darm und verhindern damit eine hohe Insulinausschüttung. Daher hat Sauerteigbrot einen wesentlich niedrigeren Glykämischen Index als mit Germ-/Hefeteig zubereitetes Brot und Gebäck.

Um einen ersten Überblick zu erhalten, wollen wir Ihnen eine Tabelle zeigen, die verschiedene Nahrungsmittel nach dem Glykämischen Index (GI) aufschlüsselt.

*getrocknet | **gekocht

Lebensmittel	GI	Übliche Portionsgröße	Verfügbare Kohlenhydrate (g)	GL	GI Level
Bohnen und Hülsenfrüchte					
Kichererbsen, */ **	32	1 Portion (150 g)	24	8	niedrig
Grüne Bohnen, **	33	1 Portion (150 g)	7	2	niedrig
Kidneybohnen aus der Dose	36	1 Portion (150 g)	25	9	niedrig
Linsen grün/ braun, */ **	30	1 Portion (150 g)	15	4	niedrig
Linsen rot, */ **	26	1 Portion (150 g)	15	4	niedrig
Sojabohnen, */ **	18	1 Portion (150 g)	4	1	niedrig
Brot und Gepäck					
Semmel	73	1 Stück	28	20	hoch
Roggenbrot	86	1 Scheibe (40 g)	18	16	hoch
Baguette	95	1 Scheibe (30 g)	16	15	hoch
Pumpernickel	50	1 Scheibe (40 g)	15	7	niedrig
Roggenbrot, Sauerteig	48	1 Scheibe (40 g)	18	9	niedrig
Weizenbrot, Sauerteig	54	1 Scheibe (40 g)	18	10	niedrig
Vollkornbrot 100%	51	1 Scheibe (40 g)	16	8	niedrig
Frühstückscerealien und Getreide					
Cornflakes	77	1 Portion (30 g)	25	20	hoch
Hirse, **	71	1 Portion (150 g)	35	25	hoch
Couscous, **	65	1 Portion (150 g)	14	9	mittel
Polenta, **	68	1 Portion (150 g)	13	9	mittel
Buchweizen, **	54	1 Portion (150 g)	29	16	niedrig
Bulgur, verzehrsfertig	48	1 Portion (150 g)	26	12	niedrig
Quinoa, **	53	1 Portion (150 g)	26	14	niedrig
Milchprodukte					
Milch, vollfett	27	¼ Liter	12	3	niedrig
Milch, fettreduziert	32	¼ Liter	12	4	niedrig
Jogurt natur	36	1 Becher (200 g)	9	3	niedrig
Jogurt natur, fettarm	35	1 Becher (200 g)	12	4	niedrig
Eiscreme	62	1 Kugel (50 g)	10	6	mittel
Obst					
Wassermelone	76	1 Portion (125 g)	10	8	hoch
Marille	57	1 Stück (40 g)	3	2	mittel
Marillen, aus der Dose	64	1 Dose (425 g)	72	46	mittel
Pfirsich, aus der Dose	57	1 Dose (425 g)	70	40	mittel
Ananas	59	1 Stück (1 Kg)	124	73	mittel
Rosinen	64	100 g	68	43	mittel

*getrocknet | **gekocht

Lebensmittel	GI	Übliche Portionsgröße	Verfügbare Kohlenhydrate (g)	GL	GI Level
Feigen, *	61	100 g	54	33	mittel
Äpfel	38	1 Stück (170 g)	19	7	niedrig
Reife Banane	52	1 Stück (150 g)	32	17	niedrig
Kirschen	22	10 Stück (50 g)	7	1	niedrig
Grapefruit	25	1 Stück (350 g)	26	7	niedrig
Kiwi	53	1 Stück (80 g)	7	4	niedrig
Weintrauben	49	10 Stück (60 g)	9	5	niedrig
Mango	51	1 Stück (250 g)	32	16	niedrig
Orange	42	1 Stück (150 g)	12	5	niedrig
Pfirsich	42	1 Stück (140 g)	13	6	niedrig
Pflaume	39	1 Stück (40 g)	4	2	niedrig
Erdbeeren	40	10 Stück (80 g)	4	2	niedrig
Birne	38	1 Stück (170 g)	21	8	niedrig
Marillen, *	30	100 g	48	14	niedrig
Pasta und Reis					
Jasminreis, **	109	1 Portion (150 g)	42	46	hoch
Gnocchi, **	68	1 Portion (170 g)	48	33	mittel
Reis parboiled	60	1 Portion (150 g)	41	35	mittel
Naturreis, **	66	1 Portion (150 g)	41	32	mittel
Risottoreis, **	69	1 Portion (150 g)	42	29	mittel
Basmatireis, **	58	1 Portion (150 g)	42	24	mittel
Wildreis, **	57	1 Portion (150 g)	29	17	mittel
Langkornreis, **	50	1 Portion (150 g)	42	21	niedrig
Spaghetti, **	44	1 Portion(210 g)	52	23	niedrig
Vollkornspaghetti, **	42	1 Portion (210 g)	52	22	niedrig
Aufstriche und Süßungsmittel					
Glucose (Traubenzucker)	100	100 g	100	100	hoch
Zucker (weiß)	60	1 Teelöffel (5 g)	5	3	mittel
Fructose (Fruchtzucker)	20	100 g	100	20	niedrig
Gemüse					
Pastinake, **	97	1 Portion(100 g)	10	10	hoch
Kartoffeln, **	72	1 Stück (70 g)	10	10	hoch
Pommes Frites	75	1 Portion (250 g)	90	67	hoch
Kartoffelpüree	83	1 Portion (150 g)	19	15	hoch
Rote Rüben (a. d. Glas)	64	1 Glas (150 g)	29	18	mittel
Karotten, **	41	1 Portion (150 g)	5	2	niedrig
Süßkartoffeln	48	1 Portion (150 g)	26	13	niedrig

(Alle übrigen Gemüsearten haben einen sehr niedrigen Glykämischen Index!)

In den letzten Jahren sind viele unterschiedliche Tabellen mit Angaben zum Glykämischen Index erschienen, was zu Unsicherheiten geführt hat. Die Angaben in diesem Buch stammen aus einer medizinisch zuverlässigen Quelle, nämlich der „Internationalen Tabelle des Glykämischen Indexes", die regelmäßig im „American Journal of Clinical Nutrition" veröffentlicht wird.

Sie sehen: Wir brauchen unsere Ernährungsgewohnheiten gar nicht komplett umzustellen – wer will schon ein Leben lang auf Süßigkeiten verzichten? Wenn Sie unserem Konzept folgen, liegt auf Ihrem Teller weder nur ein Radieschen noch sieht alles „Grau in Grau" aus. Ganz im Gegenteil: Mit der richtigen Auswahl an für uns günstigen Kohlenhydraten können wir schmackhafte Speisen zubereiten und einen zusätzlichen Gewinn in Bezug auf eine Gewichtsabnahme erzielen. Wenn Sie Ihre Ernährung durch eine langsame und behutsame Umstellung vollständig an einem niedrigeren Glykämischen Index ausrichten, werden Sie feststellen, dass auch das Verlangen des Körpers nach „Süßem" automatisch zurückgeht. Und dies, ohne dass Sie sich einschränken oder den Wunsch nach Süßigkeiten unterdrücken müssten. Schon kleine Veränderungen können unsere Ernährung wieder zu einem „Lebens-Mittel" machen. Bedenken Sie folgende Hinweise, indem Sie …

- … den Konsum von Weißbrot verringern, wo es geht. Weißbrot hat einen gleich hohen Glykämischen Index wie Traubenzucker (nämlich 100!) und dient in den USA teilweise bereits als Referenzwert.
- … auf Polenta verzichten, keine Cornflakes oder Popcorn zu sich nehmen, sondern stattdessen Haferflocken oder ungezuckertes Müsli essen.
- … darauf achten, dass Sie Teigwaren nicht zerkochen, sondern Nudeln also besser „al dente" essen – so schmecken sie ja doch auch viel besser.
- … Kartoffeln auch einmal mit der Schale kochen.
- … vermehrt Milchprodukte wie z.B. Jogurt essen, welcher einen niedrigen Glykämischen Index hat und darüber hinaus sehr kalziumhaltig ist.
- … Rohschinken stärkehaltigen Wurstsorten vorziehen.
- … heimische Obstsorten wie Äpfel, Birnen, Kirschen essen und auf tropisches Obst wie Ananas oder Maracuja, die einen sehr hohen Glykämischen Index haben, verzichten.

- … den Verzehr von Süßigkeiten reduzieren und, falls uns doch einmal der Gusto nach etwas Süßem überkommt, lieber ein Stück dunkle Schokolade (mit einem sehr hohen Kakaoanteil von 70 %) essen, welche einen deutlich höheren Magnesiumanteil hat.
- … versuchen, auf alle zuckerhaltigen Getränke gänzlich zu verzichten, insbesondere auch auf sogenannte Light-Produkte.
- … berücksichtigen, dass von allen alkoholischen Getränken Bier den höchsten Glykämischen Index (110) hat. Darum trinken wir, wenn wir wirklich einmal ein Glas Alkohol zum Essen trinken möchten, lieber Wein als Bier.
- … zu jeder Mahlzeit eine große Portion Salat mit viel Essig essen oder ein Glas Wasser mit frisch gepresstem Zitronensaft trinken.

Sie sehen, es ist nicht allzu schwer, mit kleinen Tricks im Alltag Erfolg zu haben. Zur Erinnerung: Lebensmittel mit einem Glykämischen Index unter 50 sind sehr gut zur Unterstützung auf Ihrem Weg zum Gleichgewicht. Nahrungsmittel mit einem Glykämischen Index höher als 70 sollten nur mehr in Ausnahmefällen auf Ihren Speiseplan kommen.

Zur Vollständigkeit gehört zu dem Wissen um den Glykämischen Index (GI) auch das Wissen um die Glykämische Last (GL). Bezieht man sich beim Glykämischen Index auf die Qualität der Kohlenhydrate, nimmt man bei der Glykämischen Last auch noch die Quantität, also die Menge der Kohlenhydrate Ihres Lebensmittels, in die Berechnung mit hinzu. Die Formel für die Glykämische Last lautet:

Glykämische Last
=
Glykämischer Index des Lebensmittels
x
Kohlenhydratmenge des Lebensmittels
pro Portion (in Gramm)
:
100

Wir möchten den Begriff der Glykämischen Last hier allerdings nur der Vollständigkeit halber erwähnt haben, da sich die „guten" oder „schlechten" Kohlenhydrate in ihrer Wertung im GI kaum gegenüber der im GL unterscheiden und verändern. Die einzigen, die von der Glykämischen Last profitieren, sind Karotten (Möhren), die lange Zeit als Nahrungsmittel mit hohem Glykämischen Index einen schlechten Ruf hatten. Sie haben jedoch eine geringe Glykämische Last und sollten unbedingt gegessen werden, da sie ein wichtiger Vitamin-A-Lieferant sind. Wir möchten hier noch einmal betonen, dass es bei unserem Konzept keine Gebote und Verbote gibt. All diese Regeln sind als Empfehlungen zu verstehen. Wir wollen keine komplette Umstellung der Kohlenhydrat-Ernährungsgewohnheiten, denn wir wissen aus unserer Erfahrung, aus unseren Gesprächen mit Betroffenen und aus unserer Forschung, dass eine diesbezügliche Änderung in der Regel im Alltag nicht durchführbar ist. Sie erhalten hier allerdings Empfehlungen, die den Effekt unseres Konzeptes verstärken. Mit Ihrem Zutun können Sie den Erfolg Ihrer Gewichtsabnahme selbst steuern. Gelingt Ihnen die Umstellung auf Nahrungsmittel mit niedrigem Glykämischen Index, ist dies sehr gut. Seien Sie stolz auf sich und Ihre Leistung! Gelingt es Ihnen nicht, stellt dies keinen Grund zur Verzweiflung dar – versuchen Sie es einfach bei einer Ihrer nächsten Mahlzeiten!

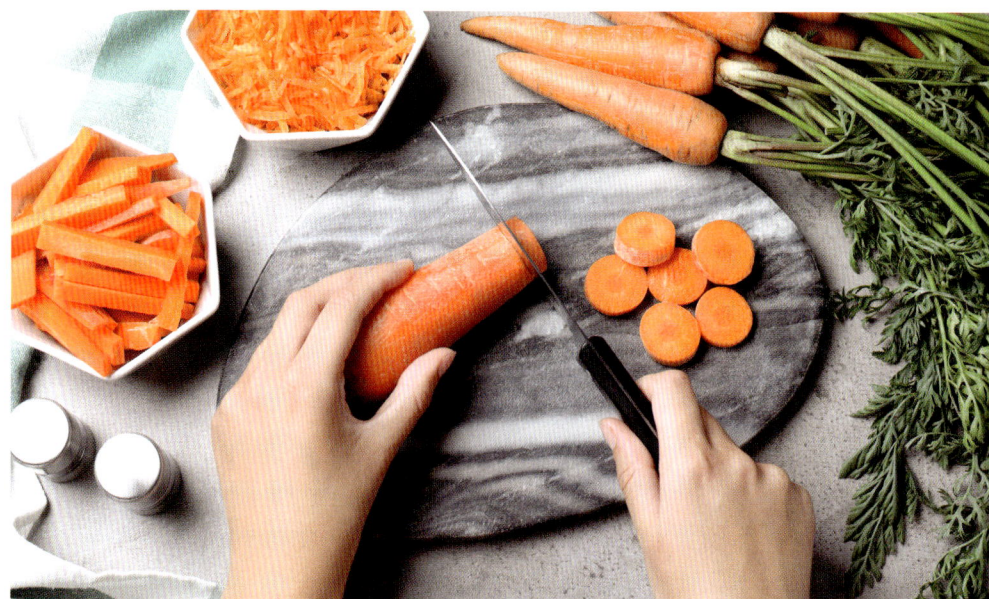

Nutzen Sie die nächsten 14 Tage dazu, um aus Nahrungsmitteln Schritt für Schritt wieder ein „Mittel zum Leben" zu machen! Versuchen Sie darum, möglichst Lebensmittel mit einem niedrigeren Glykämischen Index auf ihren Speisezettel zu bringen. Natürlich halten Sie unsere Fastenzeiten weiter ein, was Ihnen inzwischen ja gar keine allzu großen Schwierigkeiten mehr bereitet, oder? Sie schaffen es auch, regelmäßig Entspannungs- und Bewegungsübungen zu machen und genießen ein neues Lebensgefühl. Wunderbar!

Weitere Schritte zu einem gesunden Stoffwechsel

Kohlenhydrate sind für unsere Ernährung sehr wichtig, aber sie können auch zur Verfettung unseres Körpers führen, wenn sie einen hohen Glykämischen Index haben, und sie verursachen, je nach Beschaffenheit, einen hohen oder niedrigen Insulinspiegel.
Was sich daraus ergibt, ist ganz einfach:

> **Je höher der Insulinspiegel,**
> **desto niedriger ist die Fettverbrennung!**
>
> **Je niedriger der Insulinspiegel,**
> **desto höher ist die Fettverbrennung!**

Der Glykämische Index ist darum ein sehr hilfreiches Mittel, um „schlechte" von „guten" Kohlenhydraten unterscheiden zu können. Je niedriger (also „gut") der Glykämische Index ist, umso besser funktioniert die Fettverbrennung in unserem Körper. Weil die Grundregeln zur Senkung des Glykämischen Index sehr wichtig sind, gibt Ihnen die Tabelle noch einmal eine Übersicht, was Sie bevorzugt essen sollten. Um einen gesünderen Stoffwechsel zu gewährleisten.

... meiden Sie	... nehmen Sie stattdessen
Weißbrot, Semmeln/Brötchen, Mischbrot, Baguette	Vollkornbrot, Sauerteigbrot, Pumpernickel
Cornflakes, Fertigmüsli mit Zucker	Vollkornhaferflocken, ungesüßtes Müsli
Kompott, Marmelade	frisches saisonales und regionales Obst
Rundkornreis	Parboiled-Reis, Basmati-Reis
gebackene Kartoffeln, Kartoffelpüree	Kartoffeln in der Schale gekocht
gekochtes Gemüse (v.a. Karotten)	Rohkost oder bissfest gegartes Gemüse
Wurst und Wurstwaren	Rohschinken
tropische Früchte	heimisches Steinobst
ein Glas Bier	ein Glas Wein

Haben Sie inzwischen ausprobiert,

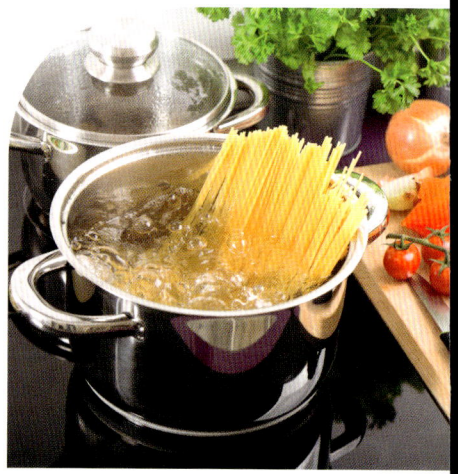

- die Kohlenhydrate nicht zu zerkochen, sondern Nudeln immer „al dente" zu genießen (denken Sie zurück an die Lieblingsspeise der berühmten Sophia Loren),
- ein Glas Wasser mit frisch gepresstem Zitronensaft vor möglichst jeder Mahlzeit zu trinken,
- vor jeder Mahlzeit Salat mit viel Essig zu essen,
- Zucker zu reduzieren oder sogar wegzulassen,
- frisches, regionales und saisonales Obst zu konsumieren,

...und bemerkt, wie gut das schmeckt?

Ein weiterer wichtiger Hinweis für Sie: Bei der Herstellung von Fruchtsäften werden wertvolle Faserstoffe zerstört. Orangen haben zum Beispiel einen Glykämischen Index von 39, Orangensaft dagegen einen Glykämischen Index von 60. Statt ein Glas Saft aus drei frisch gepressten Orangen zu trinken, essen wir lieber eine ganze Orange und vergleichen den Sättigungseffekt. Bei Hülsenfrüchten, wie Bohnen und Linsen, achten wir darauf, dass wir frische und nicht in Dosen abgefüllte kaufen. Denn auch durch das Konservierungsverfahren erhöht sich der Glykämische Index um ein Vielfaches. Zu unserer Ernährung gehören aber nicht nur die Kohlenhydrate. Darum folgen nun wichtige Informationen über das, was Sie schon immer über Fette und Eiweiße wissen wollten.

Fette und Öle

Fett in der Nahrung wurde jahrzehntelang als Dickmacher verurteilt. Warum das nicht immer stimmt und wieso Fett nicht immer gleich Fett ist, werden wir nun genauer betrachten. Die landläufige Meinung, Fett sei insgesamt ungesund, stimmt nicht, ist sehr undifferenziert und längst widerlegt. Wichtige wissenschaftliche Erkenntnisse weisen nach, dass bei Weitem nicht alle Fette unsere Gesundheit so sehr beinträchtigen, wie bisher angenommen. Wir haben Ihnen bereits beschrieben, dass Kohlenhydrate ein wichtiger Bestandteil unserer Ernährung sind. Einen genauso hohen Stellenwert haben Nahrungsfette. Fett stellt als Hauptenergielieferant pro Gramm mehr als doppelt so viele Kalorien bereit wie die anderen beiden Nährstoffe „Eiweiß" und „Kohlenhydrate". Aber was noch weit wichtiger ist:

> **Ohne Fettaufnahme könnte unser Körper lebenswichtige Funktionen gar nicht ausführen.**

Nahrungsfett liefert uns bestimmte Fettsäuren, die der Körper selbst nicht herstellen kann, aber dringend benötigt. Da diese Fettsäuren lebenswichtig sind, werden sie als **essenzielle Fettsäuren** bezeichnet. Ohne Fett würden den Zellen wichtige Bausteine fehlen. Sie sehen also, ganz im Sinne unseres Konzepts möchten wir auch in diesem Kapitel nicht verbieten und schon gar nicht verdammen, sondern Ihnen zeigen, welche Fette für Ihren Körper gut sind und welche Fette nicht. Zu Beginn machen wir einen kleinen Ausflug in die Welt der Chemie. Fette und Öle bestehen aus einem kugelförmigen Körper, dem Glycerin, und drei daran hängenden Ketten, den Fettsäuren, weswegen sie auch als „Triglyceride" bezeichnet werden. Anhand dieser Fettsäuren können wir das „gute" von dem „schlechten" Fett trennen.

Bei den Fettsäuren unterscheidet man drei verschiedene Arten:

- die gesättigten Fettsäuren,
- die einfach ungesättigten Fettsäuren und
- die mehrfach ungesättigten Fettsäuren (Omega-6-Fettsäuren und Omega-3-Fettsäuren).

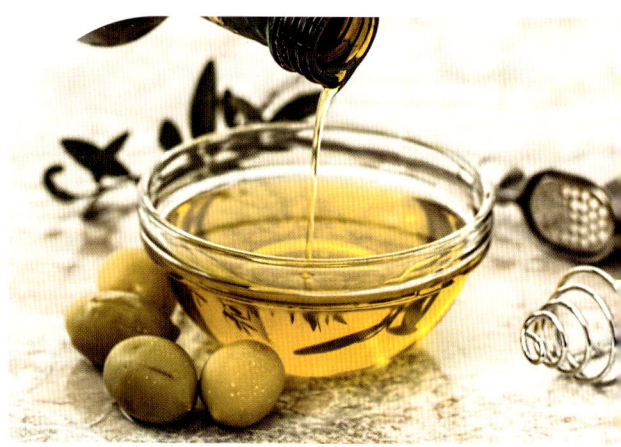

Was diese Fettsäuren zu den erwünschten oder unerwünschten macht, sind die Funktionen, die sie in unserem Körper erfüllen. Die folgende Tabelle gibt einen Überblick:

↑ = erhöht   ↓ = senkt

Fettsäure-Art	Beispiele	Wirkungen	Quelle
gesättigte Fettsäuren	Laurin-, Myristin-, Palmitinsäure	☹ ↑ „schlechtes" LDL-Cholesterin	tierische Fette, fette Wurst, fetter Käse, Kokosfett, Palmfett
einfach ungesättigte Fettsäuren	Ölsäure	☺ ↓ „schlechtes" LDL-Cholesterin, wenn statt gesättigter FS gegessen	Olivenöl, Rapsöl
Omega-6-Fettsäuren	Linol-, (Alpha-Linolen-, Arachidonsäure)	☺ ↓ „schlechtes" LDL-Cholesterin ☺ ↑ „gutes" HDL-Cholesterin ☹ entzündungsfördernd	Distel-, Sonnenblumen-, Maiskeim-, Sojaöl
Omega-3-Fettsäuren	Gamma-Linolen-, Eicosapentaen-(EPA) und Docosahexaen-säure (DHA)	☺ ↑ Fließeigenschaften des Blutes ☺ ↓ Blutdruck ☺ entzündungshemmend ☺ ↓ „schlechtes" LDL-Cholesterin ☺ ↓ Trigyceridspiegel ☺ ↑ „gutes" HDL-Cholesterin	Fischöl besonders Makrele, Hering, Lachs und Thunfisch; Soja-, Walnuss, Raps-, Leinöl

Das Inuitphänomen

Bereits in den 1950er Jahren erkannte die Wissenschaft, dass die Bewohner Grönlands auffallend wenig Herz-Kreislauf-Erkrankungen erleiden. Die Herzinfarkt- und Schlaganfallrate ist erstaunlich niedrig. Genauere Studien verdeutlichten dann, dass die Ernährung ein Hauptfaktor dieser positiven Statistik war. Das Hauptnahrungsmittel der Inuit ist bis heute Fisch und daraus resultierend der hohe Omega-3-Fettsäureanteil in der Nahrung. In der Tabelle auf Seite 76 ist sehr schön ersichtlich, dass der größte gesundheitliche Nutzen durch Omega-3-Fettsäuren erzielt wird.

Omega-3-reiche Ernährung ist besonders wirksam gegen entzündliche rheumatische Erkrankungen und hilft gegen die Verkalkung unserer Blutgefäße. Nicht zuletzt wirkt sich ein hoher Omega-3-Fettsäure-Anteil in der Ernährung auch positiv auf die Psyche aus und wirkt antidepressiv. Daher schließen wir uns den Empfehlungen verschiedener internationaler Gesundheitsexperten an, die mindestens zwei Fischmahlzeiten pro Woche empfehlen. Die positiven Effekte kommen allerdings nur dann richtig zum Tragen, wenn das Verhältnis zwischen der Aufnahme an Omega-6- und Omega-3-Fettsäuren zugunsten

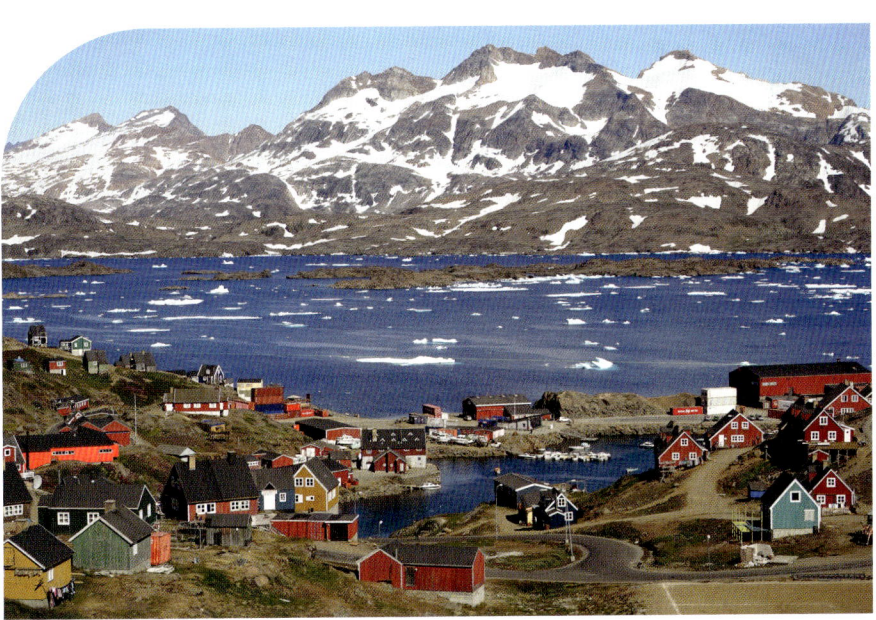

der Omega-3-Fettsäuren ausfällt. Da üblicherweise die Omega-6-Fettsäuren in unserer Ernährung dominieren, ist es wichtig, deren Quellen einzuschränken und Omega-3-reichen Lebensmitteln den Vorzug zu geben. Die Verwendung von pflanzlichen Nahrungsmitteln, wie Raps, Leinsamen oder Soja, ist dafür ein guter Anfang.

Rapsöl liefert uns eine beachtliche Menge an Gamma-Linolensäure, aus der im Körper langkettige Omega-3-Fettsäuren gebildet werden, die für unsere Gesundheit so wertvoll sind. Allerdings findet diese Umwandlung nur in relativ geringem Ausmaß statt. Darum empfiehlt es sich, Lebensmittel in die Ernährung einzubauen, die bereits von Haus aus diese langkettigen Omega-3-Fettsäuren enthalten. Die beste Wahl dafür sind fette Hochseefische wie Hering, Lachs, Makrele oder Thunfisch. Sie stellen eine optimale Quelle für die wertvollen Fettsäuren EPA und DHA dar. **Bereichern Sie deshalb regelmäßig Ihren Speiseplan mit Fischgerichten, Ihre Gesundheit wird es Ihnen danken!** Wo Positives wirkt, gibt es immer auch Negatives zu berichten. Es gibt tatsächlich Fette, auf deren Verzehr man weitgehend verzichten sollte. Transfettsäuren sind mehrfach ungesättigte Fettsäuren und sollten eigentlich zu den „Guten" gehören. Leider haben sie aber durch ihre besondere räumliche Struktur alle positiven Eigenschaften verloren.

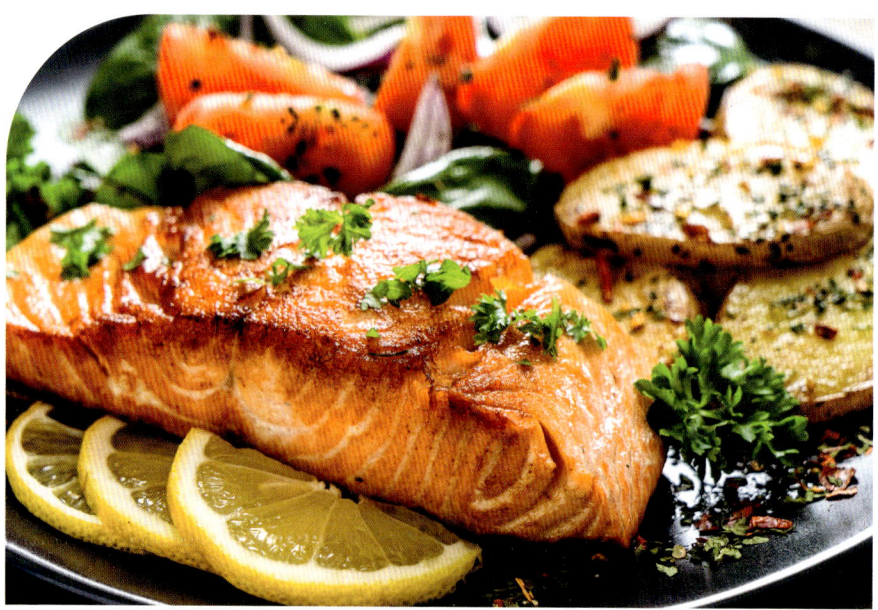

Transfettsäuren können auf drei verschiedene Arten gebildet werden:

- im Pansen von Wiederkäuern,
- bei der industriellen Fetthärtung oder
- beim hohen Erhitzen von Fett (z.B. Frittieren).

Transfettsäuren, die im Pansen von Wiederkäuern gebildet werden, gehen in der Folge auch in das Fleisch und die Milch dieser Tiere über. Daher sind sie in Lebensmitteln wie Butter, Käse, Wurst sowie in Fleisch und Milch von Rind, Lamm, Schaf, Ziege sowie anderen Wiederkäuern enthalten. Diese natürlich vorkommenden Transfettsäuren sind allerdings gesundheitlich unbedenklich. Transfettsäuren künstlichen Ursprungs findet man in billigen Margarinen, Fertigprodukten, Keksen, Chips, Knabbergebäck, Fertigmehlspeisen, Schokolade- und Nuss-Nougat-Cremes sowie in Back- und Frittierfetten. Ihr Einfluss auf die Gesundheit des Menschen ist negativ zu bewerten. Genauso wie die gesättigten Fettsäuren erhöhen sie das „schlechte" LDL-Cholesterin, senken aber im Gegensatz zu den gesättigten Fettsäuren auch noch das „gute" HDL-Cholesterin. Das macht sie zu den größten Übeltätern in der Welt der Fette. Die Industrie hat auf diese Problematik reagiert; das Vorkommen an Transfettsäuren in Nahrungsmitteln ist mittlerweile rückläufig. Dennoch gibt es immer noch Produkte, die zu hohe Mengen dieser gesundheitlich bedenklichen Fette enthalten. Deshalb ist es ratsam, potentielle Quellen zu meiden. Was wir nun verstanden haben sollten, ist, dass es beim Fett besonders auf die Qualität ankommt. Wenn wir die richtigen Fette und Öle für unsere Ernährung auswählen, schadet dies nicht unserer Figur, wir tun vielmehr unserer Gesundheit etwas Gutes. Das erreichen wir am ehesten, indem wir pflanzlichen Lebensmitteln den Vorzug geben, da diese kaum gesättigte Fettsäuren enthalten.

Weiters halten wir uns an natürliche Produkte, damit wir die Transfettsäuren meiden. Und nicht vergessen wollen wir auf den Fisch, der mindestens zweimal pro Woche auf den Teller kommt.

Da unser Konzept, wie bereits mehrfach erwähnt, nicht aus Dogmen und Verboten besteht, wissen wir natürlich, dass es bereits viele Personen gibt, die Fisch aus geschmacklichen oder ethischen Gründen nicht essen möchten. Für jene gibt es Alternativen, um sich ausreichend mit langkettigen Omega-3-Fettsäuren zu versorgen. Eine Möglichkeit ist der Verzehr von

Meeresalgen. In die moderne Küche lässt sich dieses Lebensmittel gut integrieren, z.B. im Sushi, das auch ohne Fisch zubereitet werden kann. Wer keinen Fisch isst, sollte weiters auf die Verwendung von Lein-, Raps- und Sojaöl achten und den Fleischkonsum einschränken, um die Balance zwischen Omega-6- und Omega-3-Fettsäuren so zu gestalten, dass die Omega-3-Fettsäuren überwiegen. Fleisch enthält große Mengen der sogenannten Arachidonsäure, die entzündungsfördernd wirkt, wenn nicht ausreichend Omega-3-Fettsäuren vorhanden sind. Statt einem Verhältnis von 5 (Omega-6) zu 1 (Omega-3) kommt es bei unbedachten Ernährungsgewohnheiten oft zu einem Missverhältnis von bis zu höchst ungesunden 50:1! Ebenso gibt es die Alternative, Omega-3-Produkte als Nahrungsergänzung einzunehmen. Bevor Sie sich für ein Produkt entscheiden, nehmen Sie unbedingt Kontakt mit Ihrem Arzt/Ihrer Ärztin oder Apotheker/Apothekerin auf, um hinsichtlich Produktqualität und Dosierung gut beraten zu werden.

Omega-9-Fettsäuren werden vom Körper selbst gebildet und müssen daher nicht mit der Nahrung aufgenommen werden. Der wichtigste Vertreter ist die Ölsäure, die besonders reichhaltig in Oliven- und Rapsöl enthalten ist.

Wir haben Sie nun sehr intensiv in den Themenbereich der Fette eingeführt. Unser Anliegen dabei ist es, Ihnen Erklärungen anzubieten, um Vorurteile und Ängste gegenüber Fetten abzubauen. Es liegt unserem Team sehr am Herzen, dass Sie verstehen, was in Ihrem Körper passiert. Damit Sie aber auch im Alltag mit unseren Ausführungen zurechtkommen und diese umsetzen können, haben wir zusätzlich einfache Tipps aus der Praxis zusammengestellt.

Kleine Veränderungen im Lebensstil mit großer Wirkung

Beim Einkaufen:
- Gehen Sie niemals hungrig einkaufen!
- Erstellen Sie vor dem Einkauf eine Liste mit den Dingen, die Sie brauchen, und halten Sie sich auch während des Einkaufs daran.
- Werfen Sie einen Blick aufs Etikett. Die meisten Produkte enthalten eine Nährwerttabelle. Achten Sie besonders auf den Fettgehalt, vergleichen Sie ihn mit dem von ähnlichen Produkten und wählen Sie schließlich das fettärmste aus.

- Vorsicht bei Light-Produkten! Diese sind zwar oft fettreduziert, enthalten zum Ausgleich aber beachtliche Mengen an Zucker. Je weiter vorne der Zucker in der Zutatenliste steht, desto mehr davon ist im Endprodukt enthalten. Das gilt übrigens für alle Inhaltsstoffe. Diese sind in der Zutatenliste gemäß ihres mengenmäßigen Anteils im Produkt absteigend sortiert nach der jeweiligen Menge geordnet. Achten Sie immer darauf!
- Verzichten Sie möglichst auf den Kauf von Fertigprodukten, sie sind oft wahre Fettbomben! Lassen Sie sich an der Fleischtheke beraten und wählen Sie magere Teilstücke aus. Bevorzugen Sie weißes und reduzieren Sie rotes Fleisch! Beim Faschierten greifen Sie lieber zum Faschierten vom Rind, das wesentlich fettärmer ist, jedoch geschmacklich gleichwertig ist.
- Wählen Sie magere Wurstsorten aus und lassen Sie sich diese dünn aufschneiden. Auf dem Teller wirkt schließlich die Menge größer, Sie essen aber dennoch gleich viel! Ein kleiner Trick mit großem Effekt!
- Kaufen Sie Konservenfisch immer in eigenem Saft, nicht in Öl!

Bei der Zubereitung:
- Verwenden Sie Löffelangaben und dosieren Sie nicht willkürlich. Ein Tee- oder Esslöffel hilft Ihnen dabei, die Mengen besser abzuschätzen. Ein Esslöffel liefert ungefähr zehn Gramm Öl, ein Teelöffel fünf Gramm.
- Verwenden Sie beschichtete Pfannen. Sie helfen, beim Braten Fett zu sparen. Es ist völlig ausreichend, die Pfanne mit wenig Öl einzufetten. Gießen Sie nach dem Braten überschüssiges Fett aus der Pfanne!
- Verwenden Sie einen Wok: Die asiatische Küche bietet viele Möglichkeiten einer fettarmen Küche. Für die Zubereitung von Gemüse ist der Wok ideal, da man dafür nur sehr wenig Fett benötigt.
- Versuchen Sie mit einem Tischgriller zu kochen. Neue Modelle haben beschichtete Oberflächen, sodass auf das Einfetten gänzlich verzichtet werden kann. Diese Zubereitungsart ist besonders für Fleisch, Fisch, Würste und Gemüse geeignet.
- Verwenden Sie Ihren Backofen. Er ermöglicht eine fettfreie Zubereitung vieler Speisen, wie z.B. Fisch in der Folie gegart, Kartoffeln in jeder Form, aber auch Fleisch. Braten Sie einmal Ihre Faschierten Laibchen (oder jede andere Art von Laibchen) im Backrohr, sie werden mindestens so gut schmecken wie aus der Pfanne. Aber auch

„Berner Würstel" werden mit magerem Schinken und Käse im Ofen gegart zu einer fettfreundlichen Speise.

- Dünsten und Dämpfen. Die Zubereitung mit Dampf schont besonders wertvolle Inhaltsstoffe der Lebensmittel.

Beim Kochen:

- Entfernen Sie immer sichtbares Fett und Fettränder.
- Bereiten Sie Geflügel ohne Haut zu.
- Wenn Sie normalfette Lebensmittel gegen fettreduzierte austauschen, lassen Sie sich nicht dazu verleiten, mehr davon zu essen. Fett können Sie nur dann einsparen, wenn die Menge die gleiche bleibt.
- Nehmen Sie öfters einen Ölwechsel vor! Das heißt, wenn Sie immer unterschiedliche Speiseöle verwenden, erzielen Sie eine ausgewogene Fettsäuremischung. Geben Sie nach Möglichkeit Omega-3-reichen Ölen den Vorzug.
- Verwenden Sie keine fertigen Salatsoßen. Am besten eignen sich selbst hergestellte Marinaden aus wertvollen Ölen und Essig. Auch aus Jogurt und Kräutern lassen sich köstliche Dressings zaubern.
- Auf das Streichfett am Brot unter Käse und Wurst kann man leicht verzichten. Garnieren Sie lieber oben mehr mit Gemüse.
- Wenn Sie Lust auf ein Butterbrot haben, verwenden Sie immer Butter und keine Diätmargarinen.
- Kochen Sie Suppen bereits am Vortag. Durch das Abkühlen bilden sich Fettaugen an der Oberfläche, die Sie am nächsten Tag vor dem erneuten Erhitzen abschöpfen können.
- Nicht nur Schlagobers macht die Suppe cremig, dafür gibt es auch noch andere Möglichkeiten. Kochen Sie für Cremesuppen eine Kartoffel mit und pürieren Sie die Suppe anschließend. Das gibt eine perfekte Konsistenz und einen wunderbaren Geschmack.
- Getreideflocken eignen sich auch gut zum Binden von Suppen und Soßen. Flocken dabei mitkochen und anschließend pürieren.
- Schlagobers in Speisen lässt sich oftmals gut durch Jogurt oder Milch ersetzen.
- Eine perfekte Bratensoße erhalten Sie, indem Sie Gemüse (besonders Karotten eignen sich gut) mit dem Fleisch mitdünsten und die Soße anschließend pürieren. Das spart Mehl und Fett.

- Dünsten Sie Gemüse in ein wenig Brühe. Das verleiht ihm einen mildwürzigen Geschmack und lässt Sie auf Butter verzichten.
- Probieren Sie auch als Fan von Fleischgerichten einmal Tofu. Das „Fleisch der Vegetarier/-innen" hat so gut wie keinen Eigengeschmack und kann z.B. bei Faschiertem einen Teil des Fleisches ersetzen.
- Vermeiden Sie nach Möglichkeit Gebackenes oder Frittiertes. Ist Ihnen aber dennoch einmal nach einem Wiener Schnitzel oder dergleichen zumute, dann wählen Sie zumindest für die Zuspeisen fettarme oder noch besser fettfreie Zubereitungsarten aus.
- Sparsam salzen, aber kräftig würzen – das macht Fett als Geschmacksträger entbehrlich.

Eiweiß ist anders

Unsere Urahnen, deren Körpermechanismen uns immer noch immanent sind, waren Jäger und Sammler. Sie haben sich hauptsächlich vom Fleisch erbeuteter Tiere ernährt. Das führte dazu, dass sich unser menschlicher Körper auf eine regelmäßige Eiweißzufuhr eingestellt hat. Im Laufe der Evolution hat er so nie gelernt, Eiweiß zu speichern, während wir in unserem Körper Speicherkapazitäten für Kohlenhydrate (begrenzt) und für Fette (unbegrenzt) haben. Diese einfache entwicklungsgeschichtliche Tatsache soll uns veranschaulichen, wie lebenswichtig die adäquate tägliche Eiweißzufuhr für unseren Körper ist.

Warum ist Eiweiß so wichtig

Im Gegensatz zu Kohlenhydraten und Fett brauchen wir Eiweiß (Protein) nicht primär als Energielieferanten. Nahrungseiweiß versorgt den Organismus vielmehr mit lebensnotwendigen Grundbausteinen, den sogenannten Aminosäuren. Acht von 20 dieser Eiweißbausteine müssen mit dem Essen zugeführt werden, da der Körper sie nicht selbst herstellen kann. Sie werden deshalb als essenzielle Aminosäuren bezeichnet. Aus diesen Bausteinen bildet der Körper in erster Linie eigenes Material wie Organe, Muskel, Haare und Nägel. Eiweiß wird auch zum Transport vieler Substanzen benötigt, es ist unerlässlich für das Funktionieren der Abwehr, für einen intakten Hormonhaushalt und die Entstehung von Enzymen (unseren Biokatalysatoren), die unzählige chemische Reaktionen in unserem Körper ablaufen lassen. Damit der Körper richtig funktioniert, benötigt er

jeden Tag ein Minimum an Eiweiß, welches wir ihm mit der Nahrung bereitstellen sollten. Passiert dies nicht, dann muss er sich das nötige Eiweiß aus seinen Reserven, der
Muskulatur, holen. Als Konsequenz schwinden die Muskeln, aber nicht wie gewünscht
die Fettpölsterchen.

Wie wir bereits wissen, ist Muskulatur besonders wichtig, damit wir Fett verbrennen
können. Deshalb müssen wir durch eine ausreichende Eiweißzufuhr unsere Muskulatur
schützen, damit unser Körper richtig funktioniert.

Eiweiß und Gewichtsreduktion

Eine adäquate Eiweißzufuhr ist während einer Gewichtsreduktion essenziell, weil der Körper gerade in dieser Phase sehr gefährdet ist, Muskeln abzubauen. Ein Verlust an Muskelmasse erniedrigt unseren Grundumsatz und ist mit eine Ursache für den gefürchteten
„Jo-Jo-Effekt". Darüber hinaus wird vermutet, dass bei einer reduzierten Eiweißzufuhr
automatisch Appetit und Hungergefühl steigen, damit der Körper durch das Mehr-Essen
zu mehr Eiweiß kommt und damit den täglichen Bedarf an Eiweiß abdecken kann.

Die Erfolgsformel

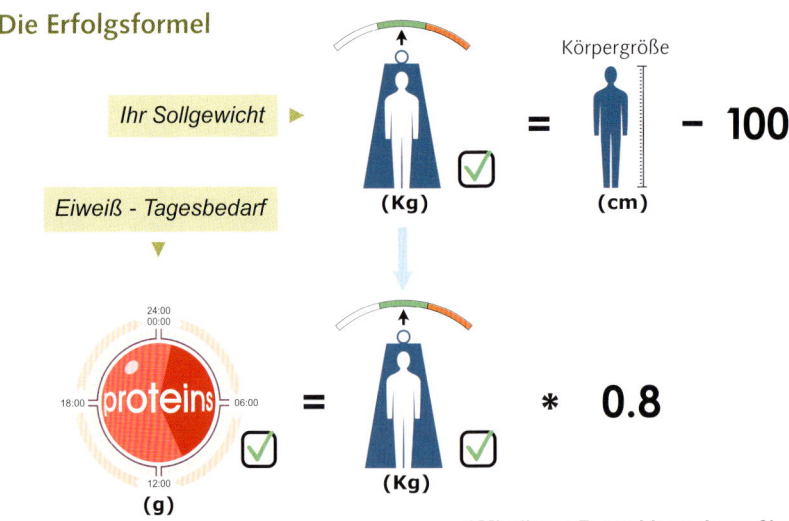

*Mit dieser Formel berechnen Sie Ihren
individuellen Tagesbedarf an Eiweiß.*

0,8 Gramm x kg Körpergewicht (Sollgewicht)   **Sollgewicht = Körpergröße - 100**

Ein Beispiel:

Eine Frau wiegt 60 kg. Über die Formel errechnet sich für sie eine Menge von 48 g Eiweiß (0,8 x 60 = 48), die sie am Tag über die Nahrung zu sich nehmen sollte. Auch mit nur zwei Mahlzeiten am Tag kann sie das leicht schaffen:

zum Frühstück: 1 Becher Jogurt, 4 EL Haferflocken, 1 EL Leinsamen
zum Abendessen: 1 Stück Lachs mit Naturreis

Wertvolle Eiweißlieferanten

Lebensmittel	Menge	Eiweißgehalt
Fleisch, Geflügel, Wurst		
Kalbsfilet	1 Portion (150 g)	30,3 g
Rinderfilet	1 Portion (150 g)	31,8 g
Schweinsfilet	1 Portion (150 g)	33 g
Rehrücken	1 Portion (150 g)	24 g
Hühnerbrust	1 Portion (150 g)	35,3 g
Putenbrust	1 Portion (150 g)	36,2 g
Schinken	1 Scheibe (30 g)	6,3 g
Geflügelwurst	1 Scheibe (10 g)	1,6 g
Fisch		
Dorsch	1 Portion (150 g)	26,1 g
Forelle	1 Portion (150 g)	30,8 g
Lachs	1 Portion (150 g)	27,6 g
Räucherlachs	1 Portion (70 g)	20 g
Scholle	1 Portion (150 g)	26,9 g
Thunfisch	1 Portion (150 g)	33 g
Thunfisch naturell (Dose)	1 Dose (195 g)	50,7 g

Lebensmittel	Menge	Eiweißgehalt
Fisch		
Seezunge	1 Portion (150 g)	26,3 g
Karpfen	1 Portion (150 g)	27 g
Garnele	1 Stück (30 g)	6,1 g
Miesmuschel	1 Portion (125 g)	12,3 g
Milch und Milchprodukte		
Buttermilch 1 %	¼ Liter	9 g
Kefir 1,5 %	1 Becher (180 g)	6,1 g
Trinkmilch 1,5 %	¼ Liter	8,5 g
Topfen 10 %	1 Becher (250 g)	30 g
Jogurt 1 %	1 Becher (250 g)	8,5 g
Baronesse	1 Portion (30 g)	9,9 g
Cambette	1 Portion (30 g)	6,9 g
Goudette	1 Portion (30 g)	10,2 g
Jogurt-Käse	1 Portion (30 g)	10,2 g
Mozzarella light	1 Portion (30 g)	6 g
Ricotta	1 Portion (30 g)	3 g
Feta	1 Portion (30 g)	5,1 g
Frischkäse 20 %	1 Portion (25 g)	3,3 g
Dickmilch 10 %	¼ Liter	7,8 g
Hülsenfrüchte		
Linsen	1 Portion (150 g)	35,4 g
Kichererbsen	1 Portion (150 g)	11,3 g
Sojabohne	1 Portion (150 g)	42 g
Tofu natur	1 Portion (150 g)	20,2 g

Lebensmittel	Menge	Eiweißgehalt
Getreide		
Amarant gekocht	1 Portion (150 g)	7,2 g
Haferflocken	1 Esslöffel	1,3 g
Grünkern gekocht	1 Portion (150 g)	6 g
Naturreis gekocht	1 Portion (150 g)	3,5 g
Quinoa gekocht	1 Portion (150 g)	6,7 g
Teigwaren gekocht	1 Portion (210 g)	11,3 g
Vollkornteigwaren	1 Portion (210 g)	12,1 g
Samen und Nüsse		
Cashewnuss	1 Esslöffel	3 g
Erdnuss	1 Esslöffel	4 g
Haselnuss	1 Esslöffel	2 g
Kürbiskerne	1 Esslöffel	4 g
Leinsamen	1 Esslöffel	4 g
Mandeln	1 Esslöffel	3 g
Pinienkerne	1 Esslöffel	5 g
Pistazie	1 Esslöffel	3 g
Sonnenblumenkerne	1 Esslöffel	5 g
Sesam	1 Esslöffel	4 g
Walnuss	1 Esslöffel	2 g

Fettfalle Eiweiß

Auch beim Eiweiß gilt es, zwischen „gutem" und „schlechtem" Eiweiß zu unterscheiden. Viele Eiweißquellen bergen versteckte Fette. Deshalb sollten Sie ein besonderes Augenmerk auf die folgenden zwei Punkte legen:

- Tierische Eiweißquellen können schnell zur Fettfalle werden. Halten Sie sich vorwiegend an die Lebensmittel aus der oben angeführten Liste, damit sind Sie gut beraten.
- Auf die Zubereitung kommt es an. Bei frittierten, also in Fett herausgebackenen Speisen, wird das Eiweiß zerstört und die Mahlzeit zu einer Fettbombe.

Gut kombiniert

Das Maß für die Qualität des in Lebensmitteln enthaltenen Eiweißes ist die biologische Wertigkeit. Die biologische Wertigkeit gibt Auskunft darüber, wie viel Gramm eigenes Eiweiß der Körper aus 100 g Nahrungseiweiß herstellen kann. Bei dieser Reihung schneiden die tierischen Lebensmittel wesentlich besser ab als die pflanzlichen. Wer allerdings mit Köpfchen kombiniert, kann für seinen Körper das Beste herausholen. Am günstigsten ist es, wenn sich tierische und pflanzliche Eiweißquellen auf dem Teller vereinen.

Soja, so-ja!

Soja zählte im alten China neben Reis, Hirse, Weizen und Mohn zu den fünf heiligen Früchten. Auch auf ihrem Weg Richtung Westen hat die Sojabohne nichts von ihrem Ruf eingebüßt. Soja ist eine hochwertige Eiweißquelle mit allen acht essenziellen Aminosäuren.

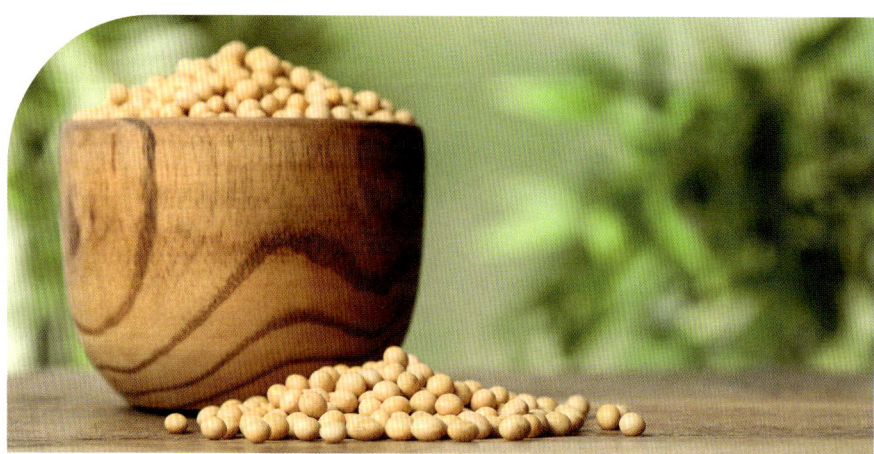

Der Eiweißfahrplan

Berechnen Sie die Menge an Eiweiß, die Sie persönlich täglich zu sich nehmen sollten! Stellen Sie sich mit Hilfe der Liste Kombinationen zusammen, die es Ihnen ermöglichen, auf die gewünschte Menge zu kommen.

- Kombinieren Sie pflanzliche und tierische Eiweiße.
- Versuchen Sie, die Zubereitungsart möglichst fettarm zu wählen.
- Integrieren Sie auch Sojaprodukte.
- Bereichern Sie Ihre Gerichte mit Nüssen, verzichten Sie aber zum Ausgleich auf andere Fettquellen.

Knack' die Nuss!

Was für Nüsse spricht:

- Ihr wertvolles pflanzliches Eiweiß.
- Sie sind cholesterinfrei und ballaststoffreich.
- Sie sind reich an Phytosterinen, also Pflanzeninhaltsstoffen, die den Cholesterinspiegel positiv beeinflussen.
- Sie sind reich an Folsäure.
- Sie enthaltene B-Vitamine und Vitamin E sind ein Fitmacher fürs Gehirn und Nervennahrung.
- Ihr hoher Mineralstoffgehalt mit besonders viel Kalzium, Magnesium und Kalium sowie wenig Natrium wirkt sich günstig auf die Knochengesundheit, den Blutdruck, den Blutzuckerspiegel und ein optimales Funktionieren des Herz-Kreislauf-Systems aus.

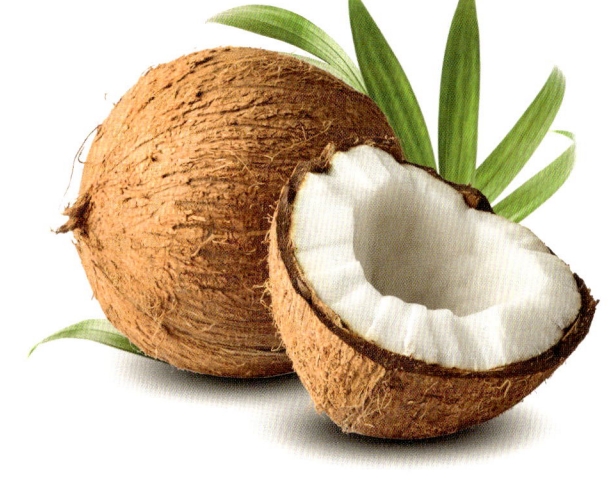

- Sie haben einen niedrigen Glykämischen Index.
- Durch die wertvolle Fettsäurezusammensetzung (Ausnahme ist die Kokosnuss, sie enthält viel gesättigtes Fett) regulieren sie den Cholesterinspiegel und schützen so vor Herz-Kreislauf-Erkrankungen.

Was dagegen spricht:

Nüsse sind wahre Fettbomben; je nach Sorte enthalten sie zwischen 36 % und 73 % Fett pro 100 g.

Nüsse mit mittlerem Fettgehalt	Nüsse mit hohem Fettgehalt
Kokosnuss 36 %	Haselnuss 61 %
Cashewnuss 42 %	Paranuss 67 %
Erdnuss 48 %	Macadamianuss 73 %
Pistazien 51 %	
Mandel 54 %	

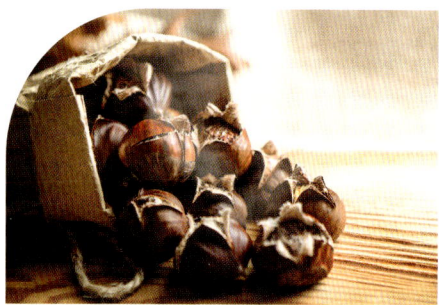

Unser Tipp: Maroni enthalten nur 2 Prozent Fett und bestehen zu knapp 50 Prozent aus Wasser!

https://www.youtube.com/ watch?v=fdWgow25KHo&list= PLfn-9BoBLvOtvTOVCbhbxJkaXld- xqNOqT&index=4

➡ **Wir wünschen Ihnen viel Erfolg und Spaß bei dieser Stufe unseres Konzepts. Bitte schlagen Sie das Buch an dieser Stelle zu und lesen Sie erst in 14 Tagen weiter.**

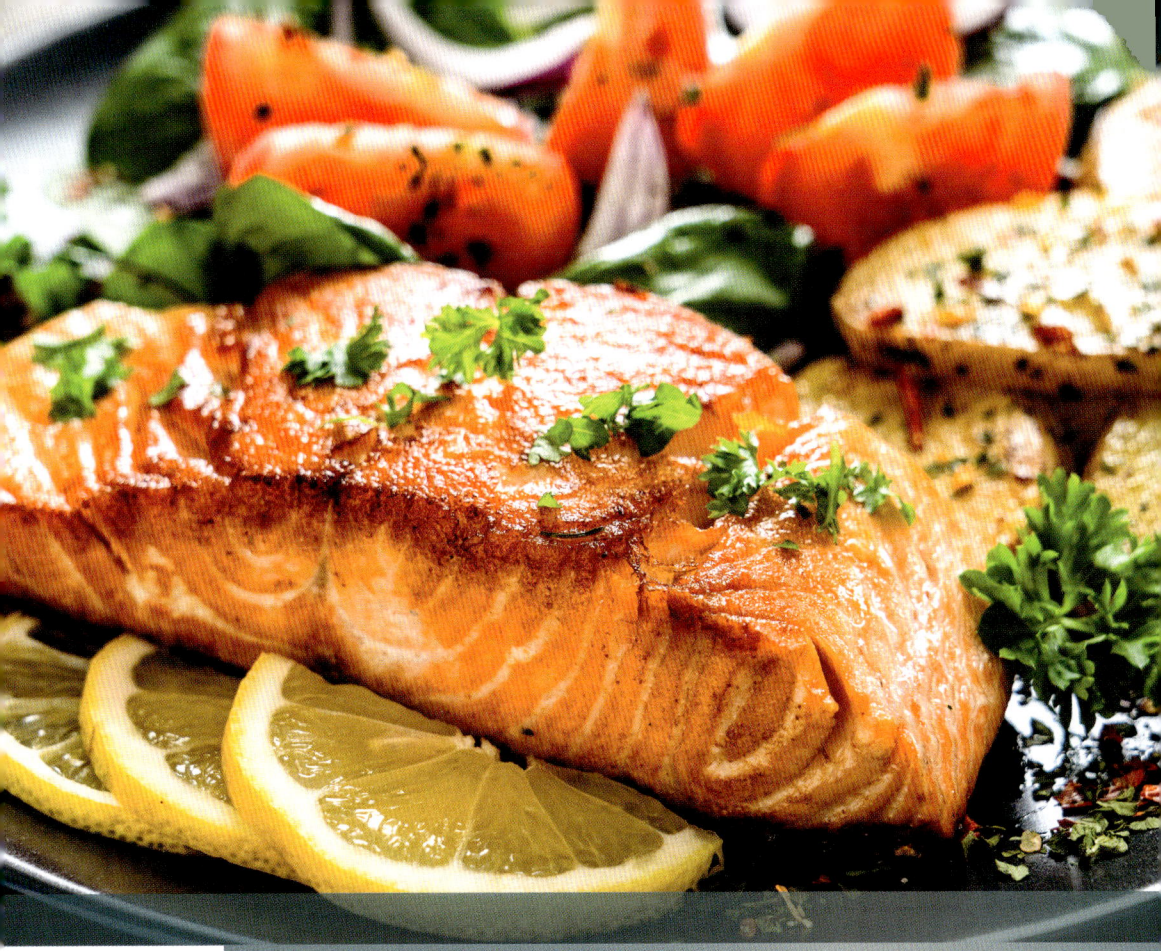

4 Die schmackhaften Erfolgsrezepte

„Man soll dem Leib etwas Gutes bieten, damit die Seele Lust hat, darin zu wohnen."

WINSTON CHURCHILL

Auch vor dieser Stufe wollen wir uns noch einmal vor Augen halten, was Sie bereits alles geschafft haben. Schließlich waren das schon viele Schritte und Sie können wahrlich stolz darauf sein! Sie halten die 12-stündige Fastenzeit in der Wachphase oder 14 bis 16 Stunden Fastenzeit in der Schlafphase ein und machen ein Bewegungsprogramm, weil Sie wissen, dass jeder einzelne Schritt zählt. Auch auf die Entspannungsübungen und Regeneration wollen Sie nun nicht mehr verzichten. Und auch wenn es ein wenig komplizierter war: Sie wissen jetzt, wie wichtig es ist, für eine gesunde Ernährung zwischen „guten" und „schlechten" Kohlenhydraten, Fetten und Eiweißen unterscheiden zu können und Sie kennen den Faktor des Glykämischen Index.

Weil das letzte Kapitel vielleicht doch ein bisschen „trockene Kost" war, wollen wir uns jetzt wieder den praktischen Seiten des Lebens zuwenden. Wir haben noch immer unsere Geschichte vom Elefanten im Gedächtnis: Wenn wir uns nur mit einem Teil beschäftigen, können wir nicht sehen, worum es sich im Ganzen handelt. Mit dem nächsten Schritt wollen wir Sie begleiten, Ihre gewonnenen Einsichten nun in Ihren Lebensalltag zu integrieren. Die Vorschläge und Tipps auf den folgenden Seiten haben wir zusammengestellt, um Ihnen zu zeigen, wie viel Spaß es macht, die Lebensmittel auszusuchen, die wirklich gut für uns sind, und wie viel Freude wir daran haben können, mit unseren täglichen Mahlzeiten die Fettverbrennung unseres Körpers anzukurbeln. Eine ausgewogene Ernährung fördert Ihre Leistungsfähigkeit und auch Ihr Wohlbefinden.

An dieser Stelle möchten wir betonen, dass die Grundsäulen unseres Konzepts vor allem die Einhaltung der beiden ersten Stufen sind: **das Einhalten einer täglichen Fastenzeit sowie in diese integrierte Bewegungsprogramme**. Dies sollte für einen dauerhaften Erfolg völlig ausreichend sein. Alle weiteren Stufen sind als Ergänzung und zur Verstärkung des Gleichgewichteffekts gedacht.

Hier möchten wir noch einmal in Erinnerung rufen, dass die Senkung des Insulinspiegels bei einer Gewichtsreduktion eine zentrale Rolle spielt. Es gibt viele populäre Ernährungsschulen, die eine eiweiß- und fettreiche und kohlenhydratarme Diät empfehlen. Manche gehen sogar so weit, dass sie den Kohlenhydratkonsum völlig untersagen. Die Begründung: keine Kohlenhydrate, keine Insulinausschüttung. Etliche Studien haben schlussendlich in den letzten Jahren den Effekt dieser kohlenhydratarmen Diäten untersucht. Die

Ergebnisse können so zusammengefasst werden: In den ersten sechs Monaten kommt es tatsächlich zu einer besseren, schnelleren Gewichtsabnahme mit Hilfe dieser Diätformen. Dieser Effekt flacht danach jedoch zunehmend ab und nach einem Jahr war kein Gewichtsunterschied zu vorher mehr vorhanden. Darüber hinaus ist es sehr schwer, solche Diäten dauerhaft einzuhalten. (Oder können Sie sich vorstellen, nie mehr ein schmackhaftes Schwarzbrot zum Frühstück zu essen, auf frisches, saftiges Obst zu verzichten?) Es ist noch nicht klar, inwieweit diese Diätformen medizinisch vertretbar sind. Das bedeutet, dass auch kohlenhydratarme Diäten auf Dauer medizinisch nicht empfehlenswert sind, auch wenn zumindest am Diätbeginn ein Teilerfolg erzielt werden kann. Wir haben uns in unserem Team gefragt, wie wir diesen Effekt ausnützen können, ohne eine einseitige Ernährung zu empfehlen. So kamen wir auf die Idee einer kohlenhydratreichen und einer eiweißreichen Mahlzeit. Die Absicht dahinter ist, die letzte Mahlzeit des Tages eiweißreich zu halten. Somit erreichen wir nicht nur eine weitere Senkung des Insulinspiegels während der Nacht, sondern gleichzeitig einen besseren Anstieg von Wachstumshormonen, was schlussendlich die Fettverbrennung zusätzlich positiv beeinflussen kann. Die Erfahrungen haben uns gezeigt, dass es fantastisch funktioniert. Es eignet sich sehr gut zur Behandlung des Übergewichts, wenn man mehr als nur ein paar Kilo verlieren möchte. Genauso gut eignet sich diese Methode, um nach Urlauben oder Feiertagen wieder ins Gleichgewicht zu kommen. An dieser Stelle möchten wir betonen, dass wir eine gesunde Mischkost nicht ablehnen, sondern sogar befürworten. Bevor wir nun wirklich zu den Rezepten kommen, möchten wir Ihnen noch eine ganz persönliche Frage stellen:

Geht es Ihnen oft auch so? Sie wissen eigentlich, was gesund und gut für Sie ist und haben sogar Lust darauf, etwas Gesundes zu essen. Aber dann kommen Sie nach einem langen Arbeitstag mit großem Hunger nach Hause und haben einfach keine Lust mehr, sich noch eine schöne und gesunde Mahlzeit zuzubereiten. Und greifen stattdessen lieber nach Schnitten oder Schokolade oder Fertigpizza. Oder haben sich auf dem Nachhauseweg einfach mit Fastfood eingedeckt? Und denken, so ist das nun mal, daran kann man nichts ändern!? Kann man doch, und zwar relativ leicht, wie Sie gleich sehen werden!

Und zwar so:
Wir gehen einfach am Samstag richtig einkaufen und sorgen dafür, dass Kühl- und Vorratsschrank für eine Woche gut gefüllt sind. Gut, sagen Sie. Jetzt sind die Sachen im Kühl-

schrank, aber noch lange nicht auf dem Tisch. Auch dafür schlagen wir Ihnen eine Lösung vor. Wir kochen einfach für einen Wochenteil oder sogar die ganze Woche vor. Die vorgekochten Mahlzeiten bewahren wir sachgemäß im Kühlschrank auf und haben dadurch im Prinzip sogar noch Zeit gespart.

Sie kommen um 17.00 Uhr hungrig nach der Arbeit nach Hause. Im Kühlschrank finden Sie fertig gekochtes Puten- oder Rindfleisch oder Thunfisch und grünen Salat. Daraus haben Sie in nicht einmal fünf Minuten eine Riesenschüssel Salat mit Putenstreifen oder Thunfisch zubereitet. Oder Sie machen sich in der gleichen Zeit aus Schafskäse, Tomaten, Oliven etc. einen schmackhaften griechischen Bauernsalat.

Hier noch ein weiteres Beispiel für Sie: Sie haben selbst gemachte Soßen im Kühlschrank (um die Fertigprodukte mit massenhaft gebundener Stärke zu vermeiden) und kochen sich dazu Nudeln. Auch selbst gemachte Aufstriche auf Sauerteigbrot mit grünem Salat etc. sind in kurzer Zeit zubereitet.

Einkaufen ist Organisationssache. Im Kühlschrank haben wir immer:

- gekochtes Hühner- oder Putenfleisch,
- frischen Salat,
- Eier,
- Topfen, Hüttenkäse, Jogurt,
- selbstgemachte Saucen und selbst zubereitetes Sugo für Pasta,
- selbstgemachte ungesüßte Getränke (Eistee, Zitronenwasser),
- selbstgemachte Aufstriche,
- Reisgerichte,
- Magerkäse,
- Prosciutto,
- frisches Gemüse und Tiefkühlgemüse,
- Oliven- oder Rapsöl.

In der Vorratskammer finden wir immer:

- Nudeln (am besten Vollkornnudeln),
- Reis (Basmati- oder Parboiled-Reis),
- Hülsenfrüchte (v.a. Linsen, Bohnen),
- heimisches Obst (v.a. Äpfel),
- Brot (am besten Sauerteig),
- in Essig eingelegte Früchte und Gemüse,
- Essig,
- Tomatenmark, Tomatenkonserven,
- Thunfischkonserven in Salzwasser oder Olivenöl.

Beim Einkaufen versuchen wir, möglichst frische Lebensmittel in unserem Einkaufskorb mit nach Hause zu bringen. Wir kaufen nicht alle Waren im Supermarkt, sondern entdecken die kleinen Obst- und Gemüseläden in unserer Nähe wieder. Einkaufen kann ein Abenteuer sein, es ist aber immer auch ein Pflichtprogramm.

Damit die angenehmen Seiten überwiegen, beachten Sie folgende Punkte:

- Prüfen Sie zuerst die Vorräte im Kühlschrank und Vorratsraum.
- Notieren Sie auf einem Notizzettel, was Sie einkaufen wollen und tatsächlich benötigen (und behalten Sie Ihren Wochenplan dabei im Hinterkopf).
- Planen Sie keine Wintergerichte im Sommer oder umgekehrt. Nutzen Sie die Lebensmittel der Saison.
- Kaufen Sie frisch, was frisch zu bekommen ist.
- Und kaufen Sie vor allem niemals hungrig ein!

Eine kleine Kochlehre

Wie Sie wissen, gibt es unterschiedliche Zubereitungsarten. Im Folgenden zeigen wir Ihnen die jeweiligen Vorteile. Denn Speisen können je nachdem, wie wir sie zubereiten, ganz unterschiedlich schmecken. Und auf den Geschmack kommt es uns ja an!

Kochen oder Sieden

nennt man das Garen mit viel Flüssigkeit bei einer Temperatur von 100 Grad Celsius im geschlossenen oder offenen Topf. Dies ist gut geeignet für die Zubereitung von Nudeln, Reis, Gemüse, aber auch Rindfleisch. Die Inhaltsstoffe bleiben aber nur erhalten, wenn der Deckel geschlossen ist. Eine fettfreie Zubereitung ist möglich.

Dämpfen

ist das Garen durch Wasserdampf. Die Lebensmittel werden in einem Siebeinsatz bei geschlossenem Deckel über einer kochenden Flüssigkeit erhitzt. Günstig, da die Inhaltsstoffe erhalten bleiben und kein Fett benötigt wird. Zum Dämpfen sind aber spezielle Kocheinsätze erforderlich.

Dünsten

wird das Garen im eigenen Saft unter Zugabe von möglichst wenig Flüssigkeit genannt. Der Topf ist beim Garen geschlossen. Die Kochplatte sollte die gleiche Größe wie das Kochgeschirr haben. Dünsten ist die schonendste Garmethode, die Nähr- und Wirkstoffe bleiben erhalten.

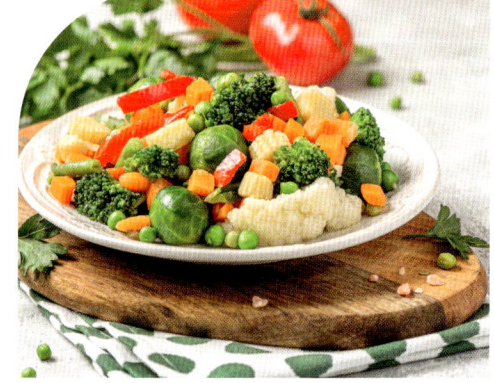

Wichtig ist bei all diesen Zubereitungsarten, dass die Garzeit möglichst kurz gehalten wird, um ein Auslaugen oder Auskochen der Nahrungsmittel zu verhindern. Kochen Sie auch Gemüse „al dente". Gemüse bleibt länger knackig und farblich frisch, wenn es nach dem Garen direkt in Eiswasser gelegt wird.

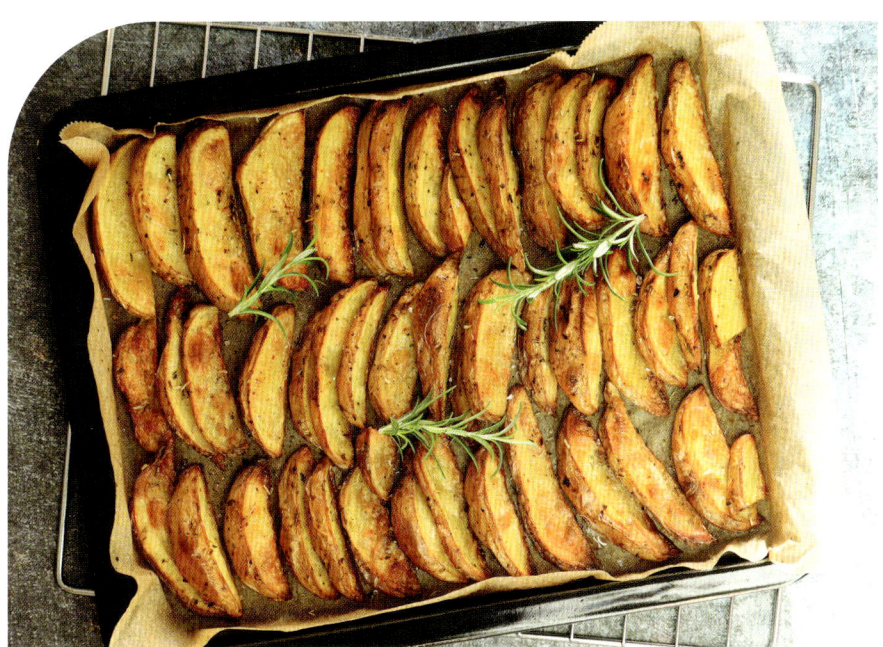

Braten

ist das schnelle Garen mittels Hitze und Fett. Durch die Bildung von Röstprodukten werden gebratene Speisen sehr schmackhaft, müssen aber von Zeit zu Zeit mit etwas Flüssigkeit übergossen werden. Mittels geeigneter Pfannen kann die erforderliche Fettmenge auf ein Minimum reduziert werden!

Grillen

ist die Urform der Essenszubereitung und zugleich die schnellste Art, Fleisch etc. zuzubereiten. Durch die starke Hitzeentwicklung (bis zu 350 Grad Celsius Strahlungshitze) bleiben im Grillgut die wertvollen Inhaltsstoffe weitestgehend erhalten.

Ungünstig sind Backen in Fett oder Frittieren!

Die Speisen werden in viel heißem Fett gebacken. Ist das Fett nicht heiß genug, saugt sich das Backgut voll, ist es zu heiß, wird das Nahrungsmittel zwar außen braun und knusprig, bleibt aber im Inneren roh oder halbroh. Außerdem entwickelt zu heißes Öl oder Fett gesundheitsschädigende Stoffe.

Die Rezepte

Nun zu den Rezepten, die uns dankenswerterweise von Fr. Theresa Buchner (Thresi's Meal Prep) zur Verfügung gestellt wurden. Viel Spaß beim (Nach-)Kochen und Genießen!

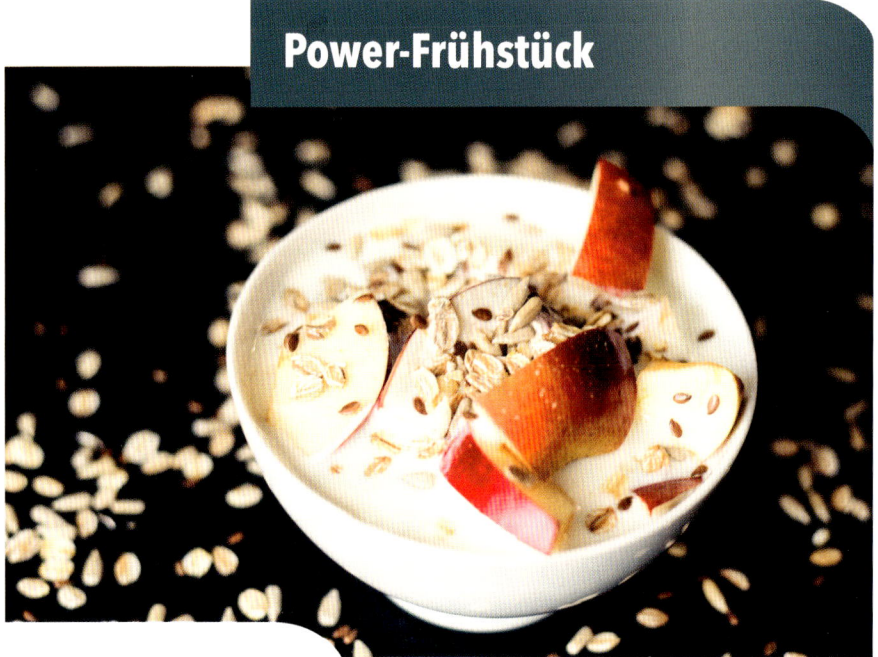

Power-Frühstück

Zutaten für eine Portion:

50 g Haferflocken
100 ml Mandelmilch
100 g Apfel
20 g Chia-Samen
50 g griechischer Jogurt

Zubereitung:

Joghurt in die Schale geben und einfach mit allen Zutaten vermengen.

Knuspermüslimischung

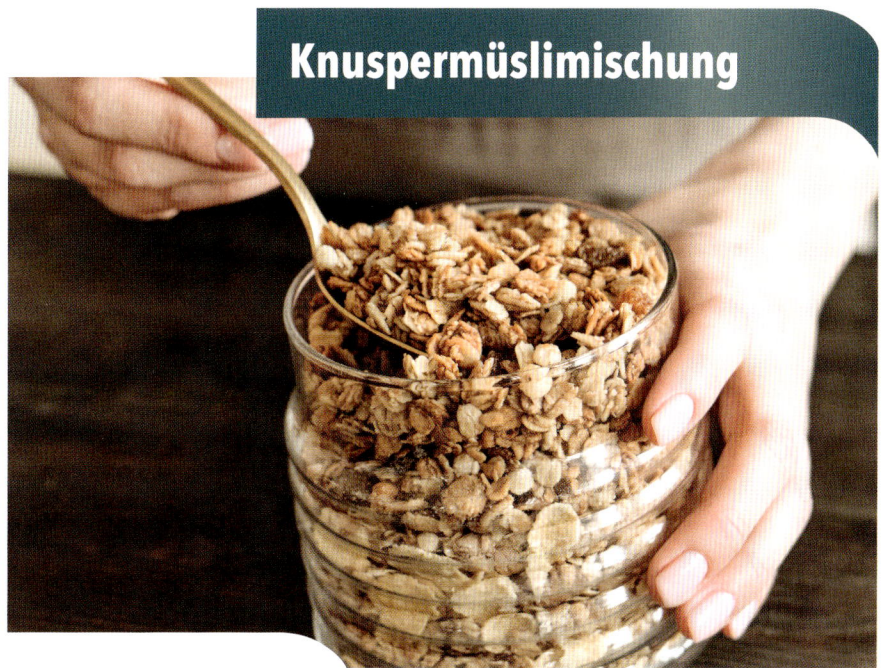

Zutaten für eine Portion:

40 g Haferflocken
20 g Dinkelflocken
10 g Kokosraspel
10 g Mandeln gehobelt
10 g Honig
2 EL Wasser

Zubereitung:

1. Alle Zutaten in einer Schüssel vermengen und gut durchkneten.
2. Anschließend die Masse auf einem mit Backpapier ausgelegten Blech in kleinen Stückchen verteilen.
3. Das Blech für etwa 40 Minuten bei 180 Grad in den Backofen geben.
4. Sobald das Müsli fertig ist, abkühlen lassen und in einer Vorratsdose aufbewahren und direkt mit Milch, Kokosmilch oder Mandelmilch genießen!

Topfencreme

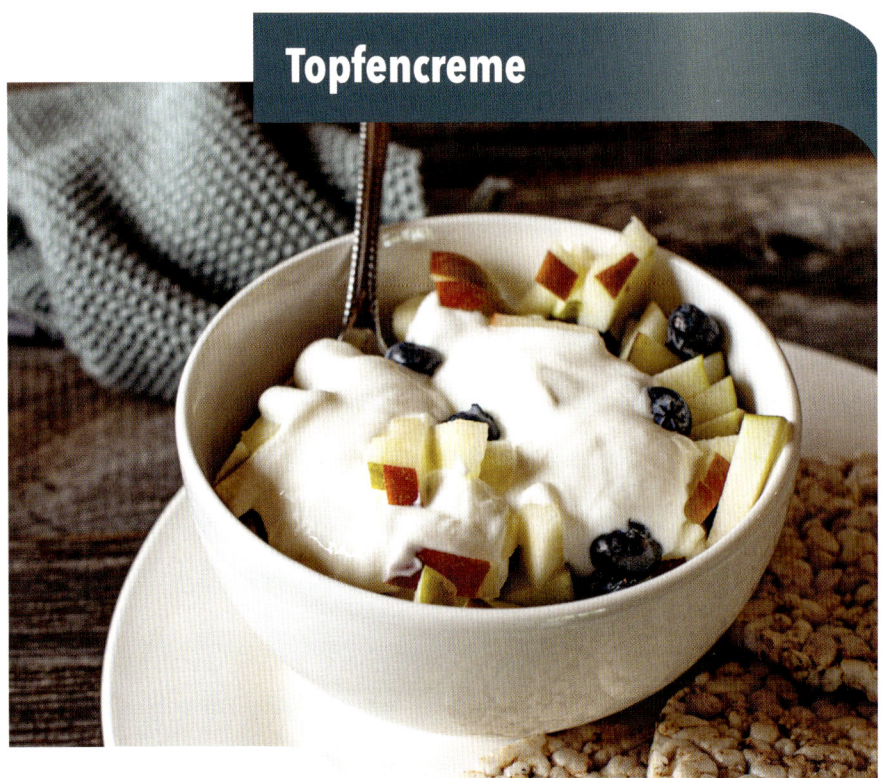

Zutaten für eine Portion:

250 g Magertopfen

1 Apfel

Zimt

Honig

Zubereitung:

250 g Magertopfen mit Wasser in einer Schüssel verrühren. Den Apfel in Stückchen schneiden, mit Zimt und Honig in eine Schüssel geben und genießen.

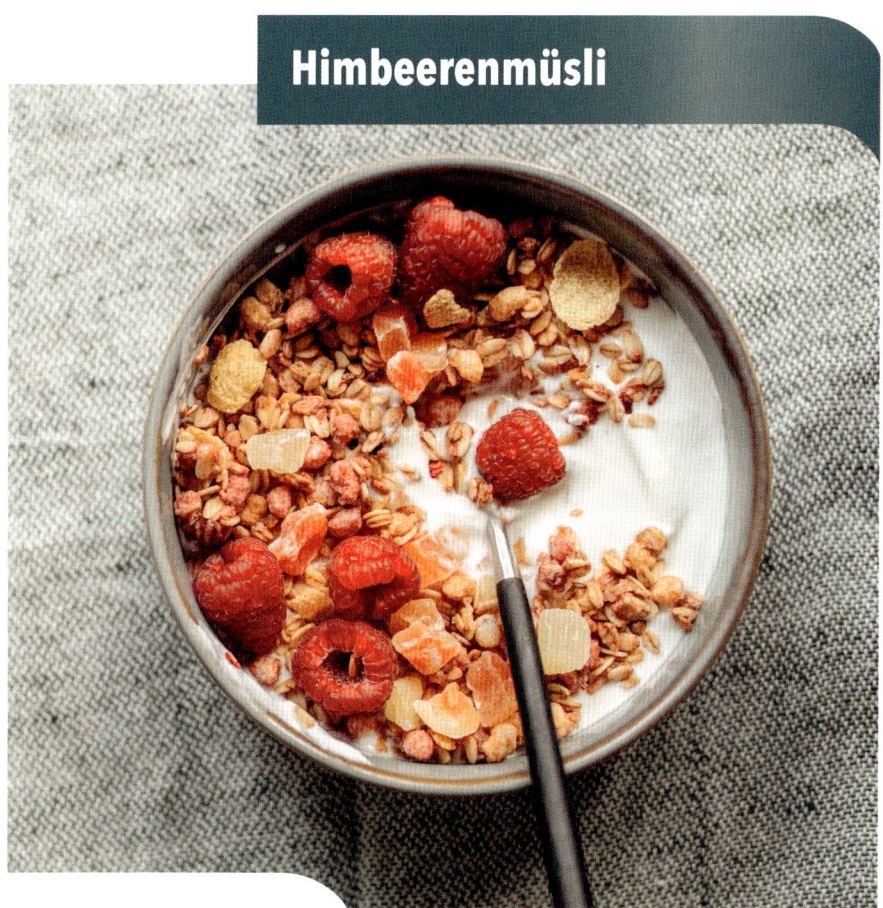

Himbeerenmüsli

Zutaten für eine Portion

40 g Dinkelcornflakes
150 g Natur- oder
pflanzlicher Jogurt
40 g Himbeeren
Zimt

Zubereitung:

Alles in einer Schale oder einem Glas vermengen und mit Himbeeren toppen!

Schmeckt alternativ auch gut mit einer Apfel-Zimt-Mischung.

Haferflocken-Porridge

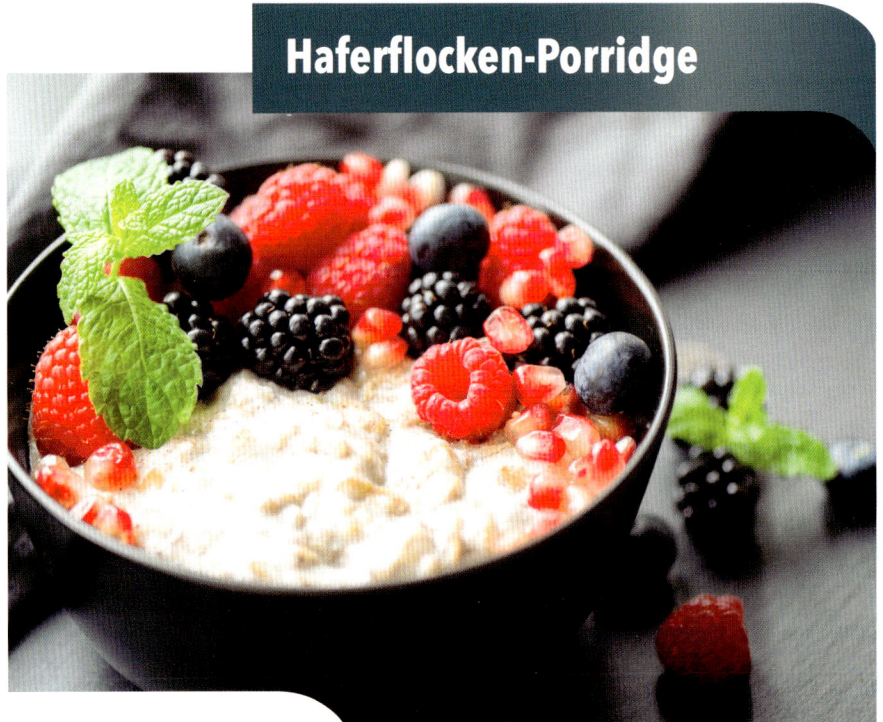

Zutaten für eine Portion:

80 g Haferflocken

30 g Whey-Protein oder
    250 g Magertopfen

10 g Kokosmus

Beeren

Zubereitung:

Haferflocken mit Wasser bedeckt in einem Topf (oder in einer Schüssel in der Mikrowelle) aufkochen. Danach kurz abkühlen, Whey-Protein oder Magertopfen unterrühren. Mit Kokosmus und Beeren toppen.

Müsliriegel

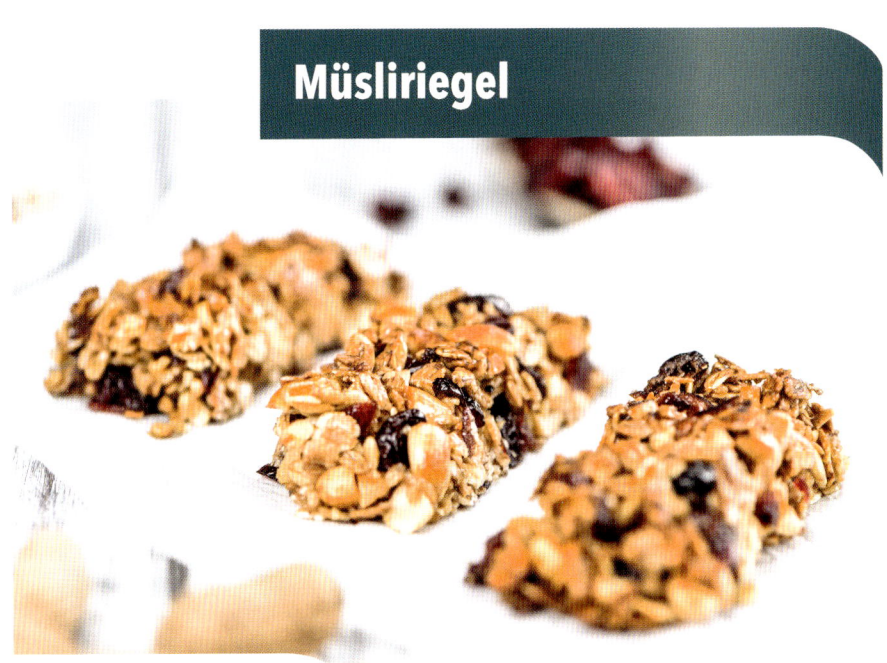

Zutaten für mehrere Riegel:

250g zarte Haferflocken
50g Cranberries
150 ml Honig
1 Packung Backpulver
Prise Salz

Zubereitung:

1. Haferflocken in eine Schüssel geben.
2. Cranberries und Honig dazugeben und alles vermengen.
3. Backpulver und die Prise Salz unterrühren.
4. Anschließend die ganze Masse auf einem Blech (mit Backpapier auslegen) glattstreichen.
5. Für ca. 20 Minuten bei 180 Grad backen.
6. Sobald die gewünschte Bräune erreicht ist, alles aus dem Ofen nehmen und abkühlen lassen.
7. Nach dem Abkühlen die Masse in riegelähnliche Stückchen schneiden!

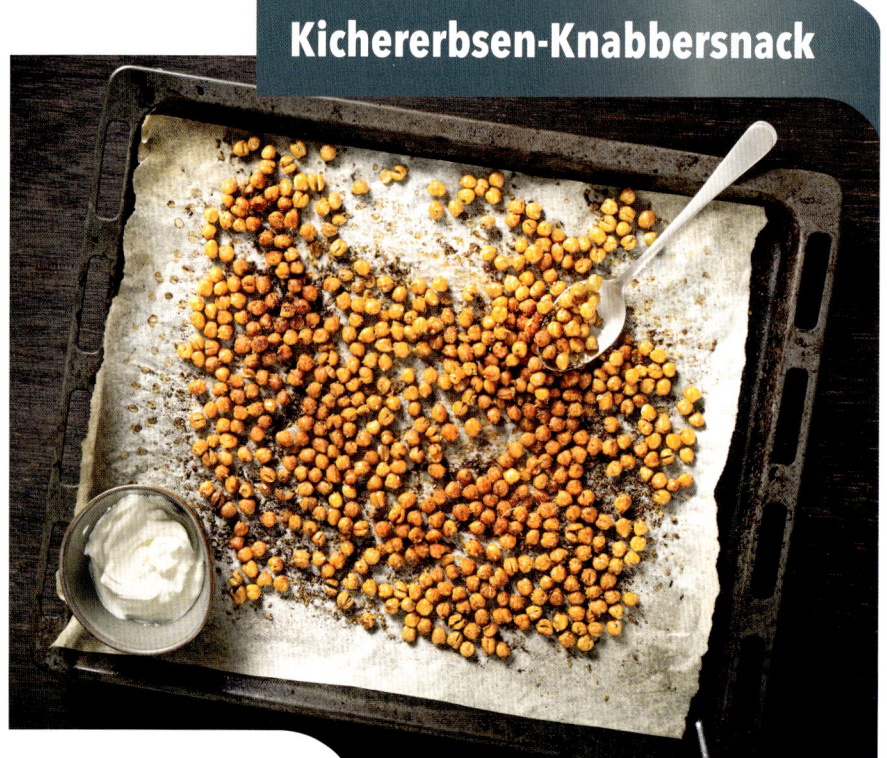

Kichererbsen-Knabbersnack

Zutaten für mehrere Portionen:

1 Dose Kichererbsen

1 EL Olivenöl

1 EL Paprikapulver

1 EL Kurkuma

1 TL Salz

Zubereitung:

1. Den Backofen auf 180 Grad vorheizen.
2. Kichererbsen in einem Sieb abtropfen lassen und trocken tupfen.
3. Alle Zutaten vermengen.
4. Die gesamte Menge auf ein Blech (mit Backpapier) geben und in den Ofen schieben.
5. 30 Minuten backen, bis alles knusprig ist.

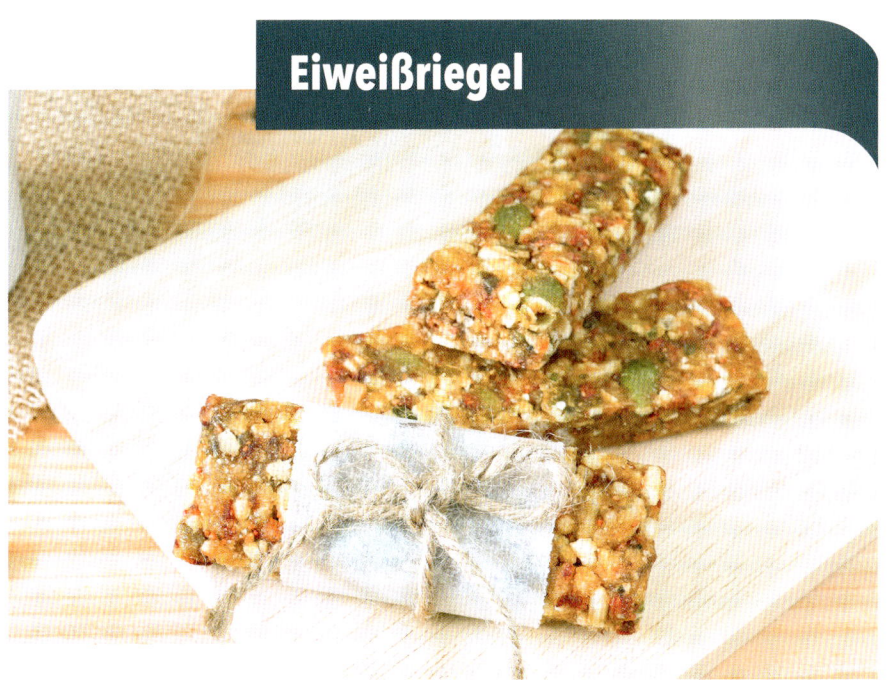

Eiweißriegel

Zutaten für mehrere Riegel:

200 g Haferflocken

500 g Magertopfen

6 Eier

60 g Vanille-Whey-Protein

60 g gehackte Mandeln

1–2 TL Honig

Zubereitung:

1. Alle Zutaten – am besten mit einem Mixer – vermengen.
2. Backofen auf 180 Grad vorheizen, Masse auf ein Backblech (mit Backpapier ausgelegt) ca. 2 cm dick aufstreichen.
3. 25 Minuten backen. Wenn die Masse abgekühlt ist, diese in riegelähnliche Stückchen schneiden.

Kokoskugeln

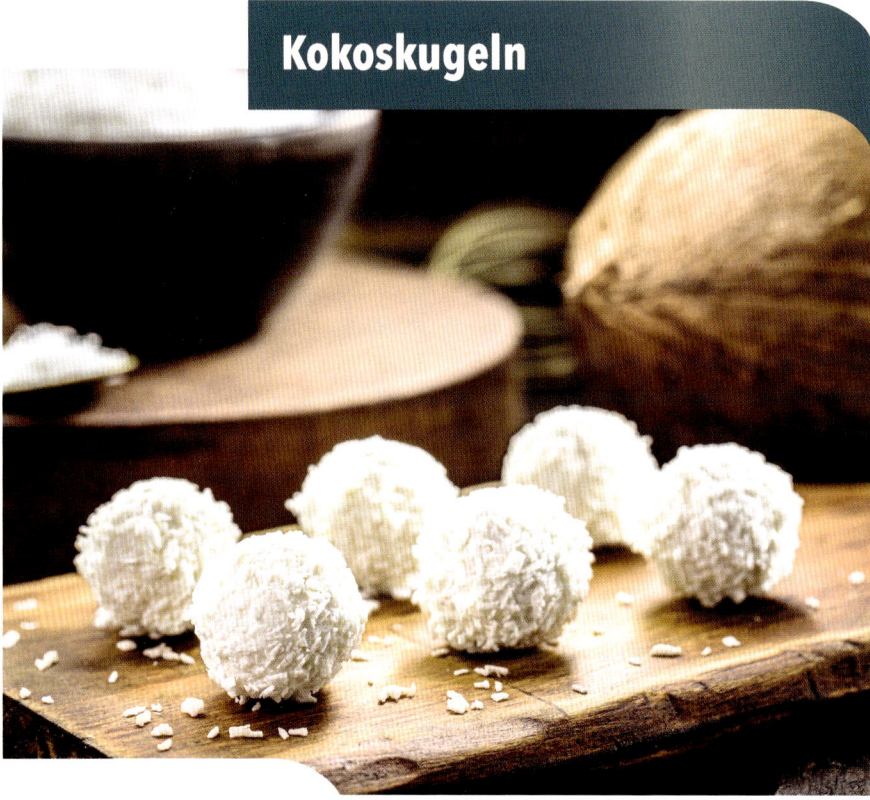

Zutaten für mehrere Portionen:

250 g Magertopfen
50 g Mandelsplitter
50 g Kokosraspeln
Vanillearoma

Zubereitung:

1. Magertopfen mit den Nüssen in einer Schüssel verrühren.
2. Kokosraspeln auf einen Teller geben, anschließend aus der Topfen-Nuss-Masse Kugeln formen und in Kokos wälzen. Die Kugeln auf einen separaten Teller legen.
3. Vier Stunden in den Kühlschrank geben, dann genießen!

Haferflockenbrötchen

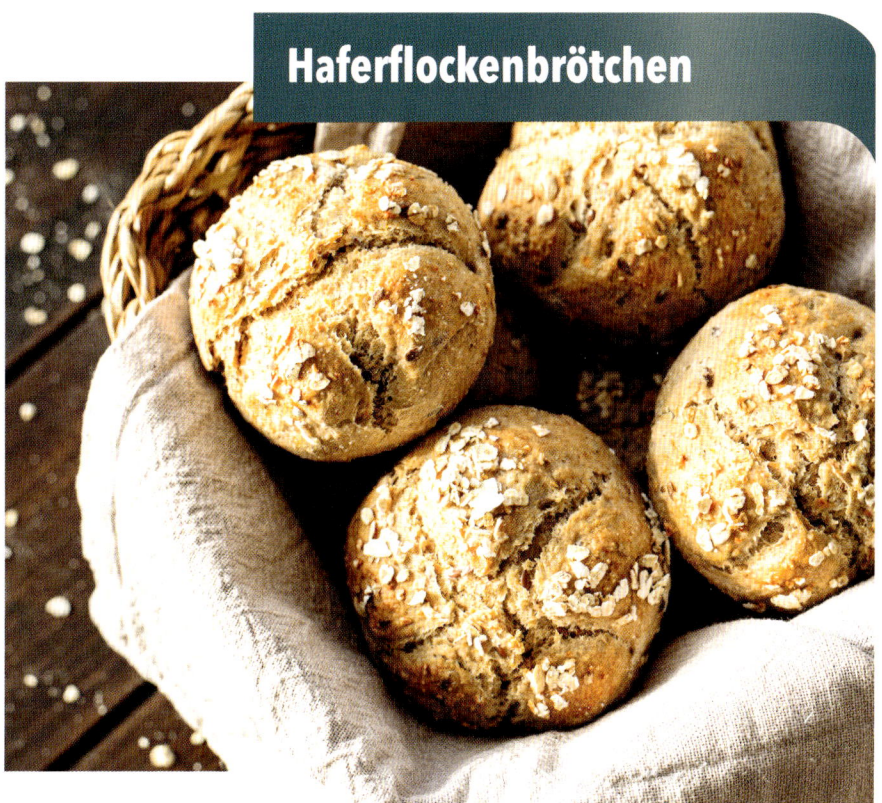

Zutaten für vier Brötchen:

100 g Haferflocken
2 Eier
200 g Magertopfen
1 EL Agavensirup
Prise Salz

Zubereitung:

Alle Zutaten vermengen und zu einem Teig kneten, in vier Brötchen formen und 20 Minuten bei 150 Grad goldbraun backen.

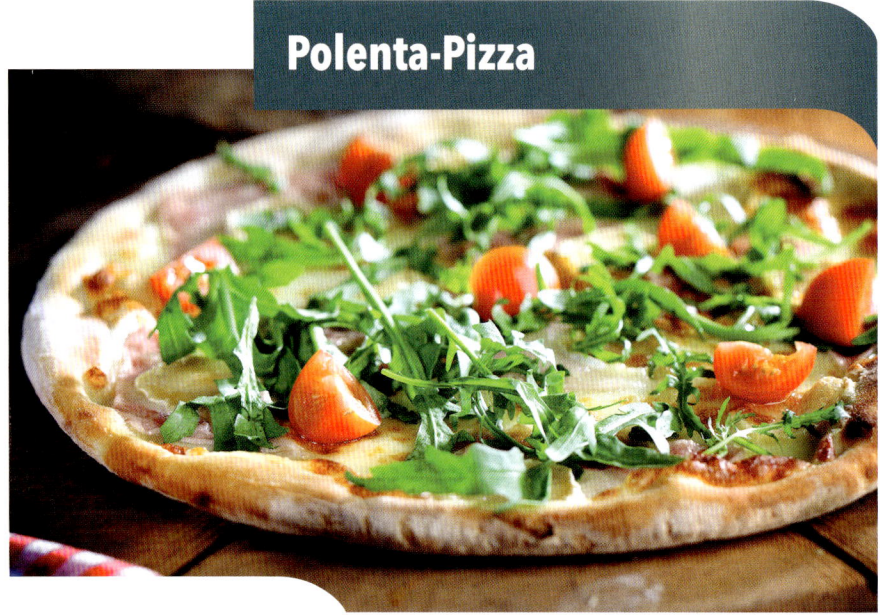

Polenta-Pizza

Zutaten für eine große Pizza:

250 g Polenta
600 ml Gemüsebrühe
1 TL Salz
2 EL Sojasauce
2 EL Oregano
8 Kirschtomaten
5 Champignons
1 Zucchini
4 EL Tomatenmark
20 g Pinienkerne
2 Handvoll Rucola

Zubereitung:

1. Für den Pizzaboden Polenta in Gemüsebrühe zum Kochen bringen, Sojasauce, Oregano und Salz einrühren.
2. Das Ganze ca. fünf Minuten quellen lassen.
3. Die Masse gleichmäßig auf einem Backblech verteilen und anschließend 10 Minuten fest werden lassen.
4. Den Ofen auf 180 Grad vorheizen. Inzwischen für den Belag das Gemüse waschen und schneiden.
5. Tomatenmark auf Pizzaboden streichen und diesen mit Gemüse belegen.
6. Anschließend 15 Minuten backen.
7. Mit Pinienkernen und Rucola bestreuen, als Alternative kann das Ganze auch mit Käse bestreut werden. Es eignet sich ebenfalls veganer Streukäse.

Fischfilet mit Kartoffelkruste

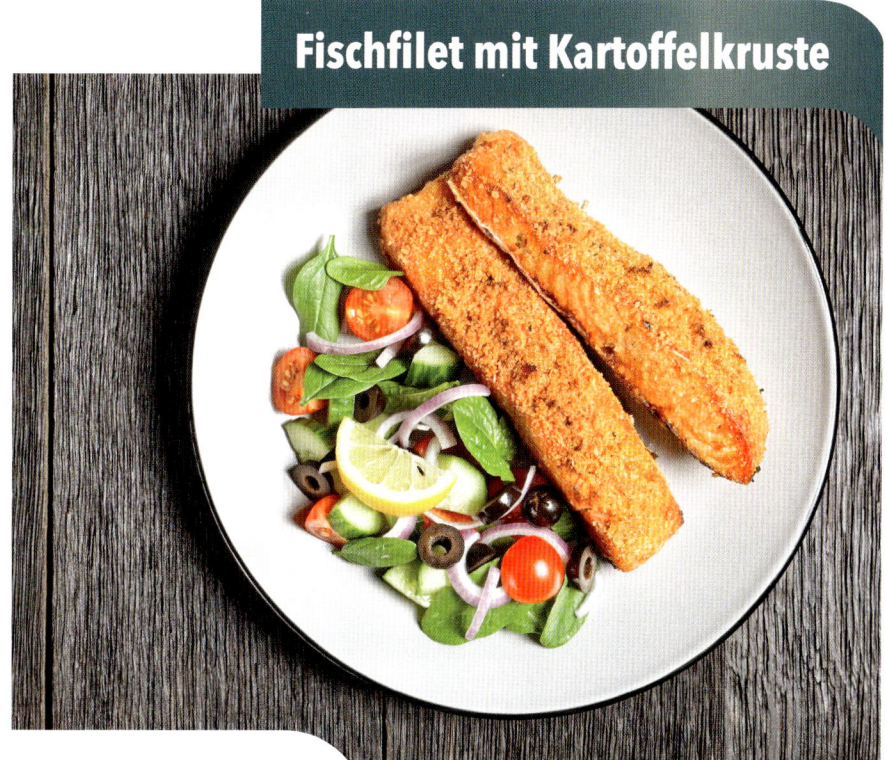

Zutaten für vier Portionen:

400 g festkochende Kartoffeln
1 EL Dinkelmehl
4 Stk. Lachs oder Heilbutt
Salz, Pfeffer
2 Eigelb, etwas Wasser
2 TL Dinkelmehl
1 EL Petersilie
Etwas Olivenöl

Zubereitung:

1. Kartoffeln waschen, schälen, grob raspeln, mit Dinkelmehl mischen und mit Salz und Pfeffer würzen.
2. Fischfilets würzen.
3. Eigelb und Petersilie mit Wasser und Dinkelmehl vermischen und würzen.
4. Fisch jeweils in Ei, dann in Kartoffelraspel wenden; dabei die Kartoffelraspel gut andrücken.
5. Die Filets in wenig Olivenöl herausbacken.
6. Dazu Gemüse servieren!

Lachsfilet auf Tagliatelle

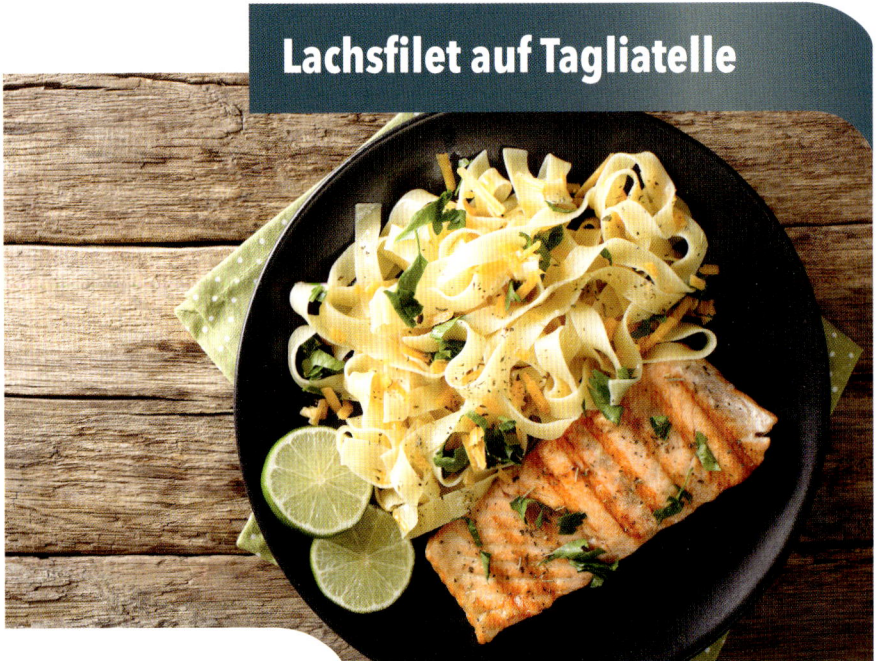

Zutaten für vier Portionen:

4 Stk. Lachs
Sesam
Salz
1 Zitrone (Saft)
250 g Tagliatelle
Karotten
Olivenöl

Zubereitung:

1. Lachs mit Zitronensaft und Salz bestreichen. In der Zwischenzeit den Backofen auf 180 Grad vorheizen.
2. Lachsfilets auf Backpapier legen und in den Ofen schieben (es dauert ca. 40 Minuten, bis dieser durch ist).
3. Die Nudeln in kochendes Wasser geben und sie „al dente" weichkochen.
4. Die Karotten in Wasser kochen, bis sie gut bissfest sind, absieben und in Olivenöl schwenken.
5. Zum Schluss Lachs, Nudeln und Karottengemüse auf einen Teller geben, den Lachs mit Sesam bestreuen und genießen.

Chicken-Kokos-Curry

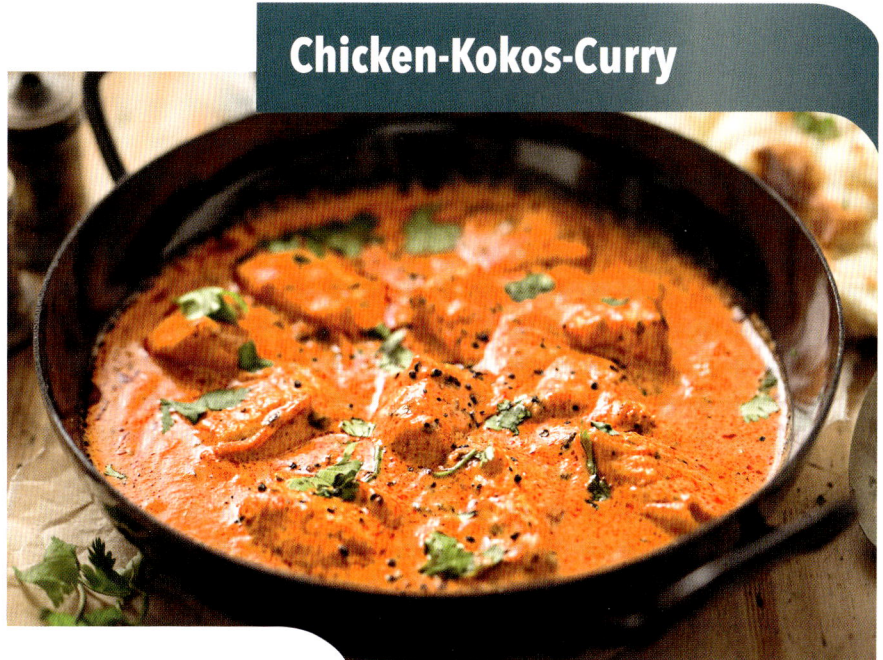

Zutaten für vier Portionen:

500 g Hähnchenbrustfilet
1 Zwiebel
1 Knoblauchzehe
2 EL Kokosöl
500 ml Kokosmilch
1–3 EL Curry
Salz, Pfeffer und Chili
Reis

Zubereitung:

1. Hähnchenbrustfilet in mundgerechte Würfel schneiden.
2. Zwiebel und Knoblauch schälen und fein hacken.
3. Kokosöl in einer großen Pfanne erhitzen. Hähnchenbrustfiletwürfel salzen, dann von allen Seiten circa 10 Minuten braten und dabei regelmäßig wenden. Zwiebel und Knoblauch hinzufügen und weitere 2–3 Minuten garen.
4. Kokosmilch und Curry in die Pfanne geben. 5–10 Minuten einköcheln lassen, dann mit Salz, Pfeffer und Chili abschmecken.
5. Mit Reis servieren.

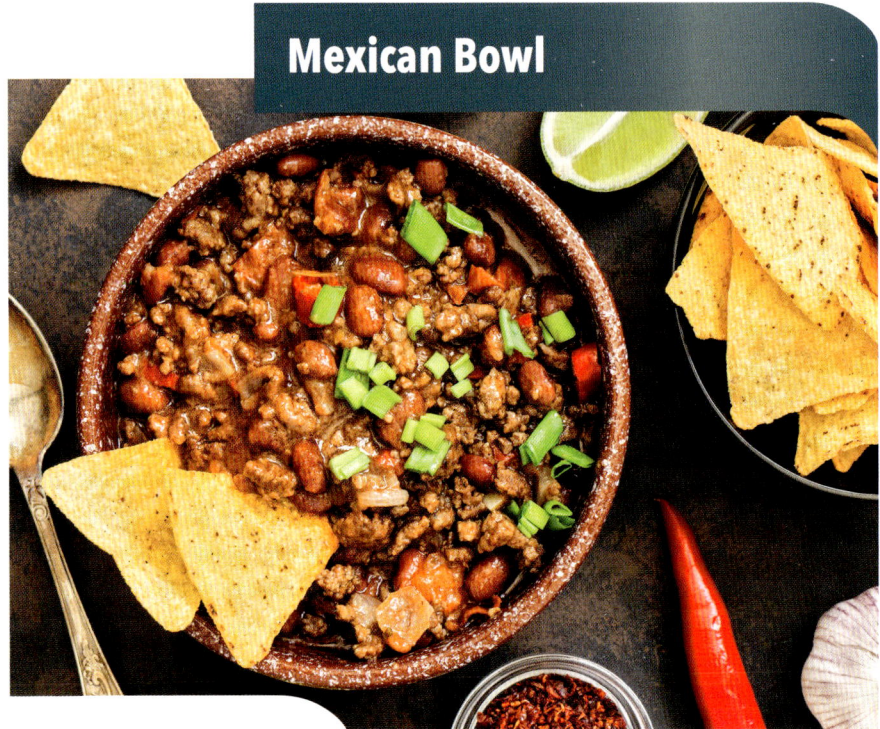

Mexican Bowl

Zutaten für vier Portionen:

200 g mageres Faschiertes
50 g Basmati-Reis
50 g rote Bohnen (Dose)
50 g Mais (Dose)
20 g Salsa
100 g Zucchini
100 g Tomaten
Salz
Chilipulver

Zubereitung:

1. Pfanne erhitzen, 1 EL Olivenöl zum Anbraten verwenden.
2. Faschiertes in die Pfanne geben und anbraten.
3. In der Zwischenzeit den Reis mit etwas Salz kochen.
4. Mais und Bohnen absieben, Gemüse schneiden und ebenfalls anbraten.
5. In einer Schüssel den Reis als Basic portionieren, mit dem Faschierten sowie mit den restlichen Zutaten toppen. Zum Schluss mit Salsa als Dip servieren!

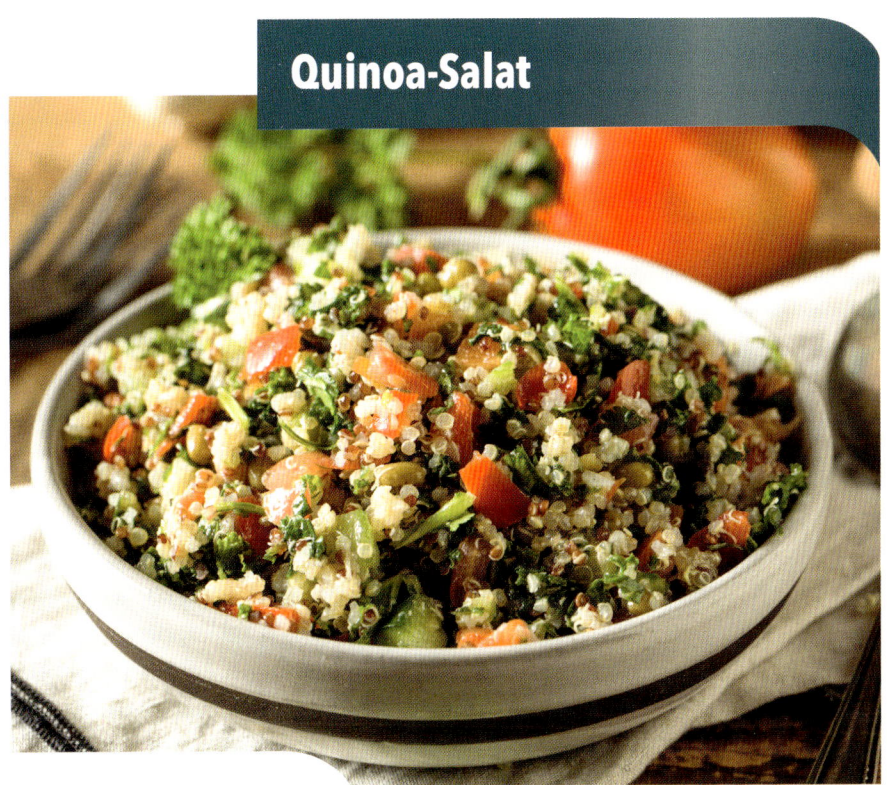

Quinoa-Salat

Zutaten für vier Portionen:

200 g Quinoa (bunt)
1 Salatgurke
3 Tomaten
150 g Blattspinat
1 Granatapfel
1 EL Olivenöl
1½ EL Apfelessig
Salz
Kräuter

Zubereitung:

1. Quinoa mit kaltem Wasser abspülen. Dann in einem Topf mit doppelter Menge Wasser zum Kochen bringen lassen und 10 Minuten köcheln.
2. Währenddessen den Granatapfel entkernen, Gemüse schneiden und alle Zutaten in eine Schüssel geben.
3. Die gekochte Quinoa hinzufügen und alles mit Apfelessig und Öl vermischen.
4. Zum Schluss mit einer Prise Salz und Kräutern verfeinern.

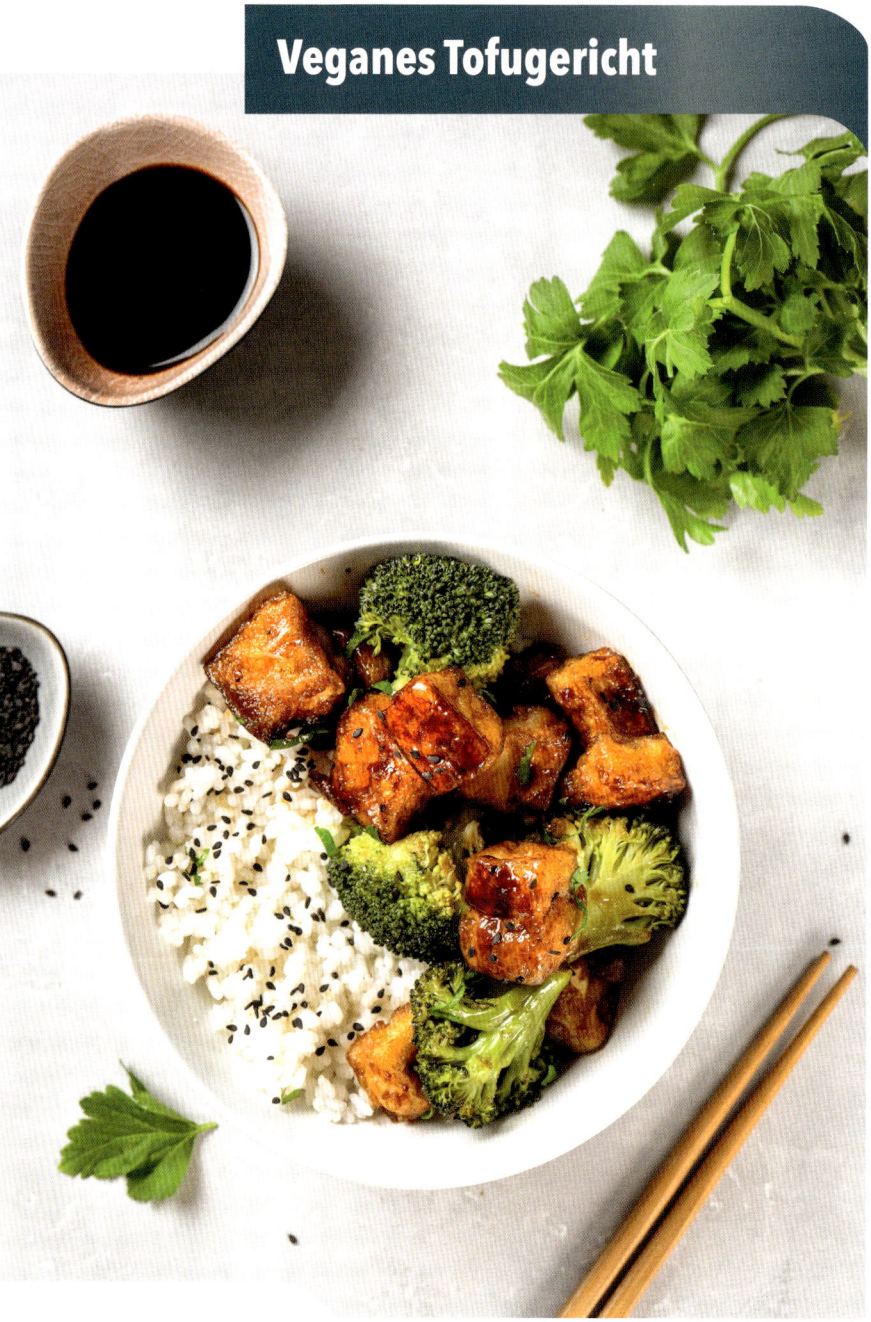

Veganes Tofugericht

Zutaten für vier Portionen:

150 g Basmatireis

Salz

1 Knoblauchzehe

5 g Ingwer

15 g Reismehl

1 Prise Chiliflocken

2 EL Tomatenmark

2 EL Honig

1 EL Sojasauce

1 EL Reisessig

300 g Räuchertofu

1 EL Olivenöl

1 Brokkoli

1 EL weißer Sesam

1 EL schwarzer Sesam

Zubereitung:

1. Reis in der 2,5-fachen Menge Salzwasser nach Packungsanleitung garen. Anschließend abgießen und abtropfen lassen.
2. Inzwischen für die Marinade Knoblauch schälen und hacken und den Ingwer schälen und reiben.
3. Knoblauch, Ingwer, Reismehl, Chiliflocken, Tomatenmark, Honig, Sojasauce und Essig mit 100 ml Wasser gut verrühren und bereitstellen.
4. Tofu abtropfen lassen, vorsichtig auspressen, mit Küchenpapier trocken tupfen und in Würfel schneiden.
5. Olivenöl in einer Pfanne erhitzen.
6. Tofu bei starker Hitze 2 Minuten anbraten, wenden und weitere 3 Minuten braten.
7. Die Pfanne vom Herd nehmen, Marinade zum Tofu geben und gut verrühren.
8. Brokkoli putzen, waschen und in Röschen teilen. In wenig kochendem Salzwasser bei mittlerer Hitze 5 Minuten garen. Danach abgießen und ausdampfen lassen.
9. Den Reis mit Brokkoli und mariniertem Tofu auf einem Teller anrichten und mit Sesam bestreut servieren.

https://www.youtube.com/watch?v=Dc8n4md9Ajw&list=PLfn-9BoBLvOuZQB8aWPT-y2t9eAAltaqmP

Die Würze des Lebens

In diesem weiteren Schritt erkennen wir, warum „würzen" vor „salzen" kommt! Dass Gewürze die Würze in unser Leben bringen können, erzählen schon die vielen Legenden, die sich um sie ranken. Der Herkunftsort einzelner Gewürze wurde oft geheim gehalten; auf der Suche nach den Gewürz-

„Liebe und Freundlichkeit sind die besten Gewürze zu allen Speisen."

ländern wurden Kontinente und neue Schifffahrtswege entdeckt. Marco Polo zog auch ihretwegen mit seiner Karawane über vergessene Handelsrouten in Richtung Asien. Sein arabischer Kollege, der „Handlungsreisende" Ibn Battūta, verfasste einen spannenden Reisebericht und beschrieb, dass man verschiedene Gegenden und sogar Städte auch am Geruch der Gewürze unterscheiden könne. Für die Zubereitung von Speisen können wir heute eine breite Palette an Gewürzen und Kräutern verwenden. Und das wollen wir auch tun. Denn Kräuter sind meist reich an Vitaminen und Mineralstoffen. Einige enthalten darüber hinaus Inhaltsstoffe, welche die Verdauungsorgane anregen und in ihrer Funktion unterstützen. Dass Kräuter gesundheitsfördernde und heilende Effekte besitzen, ist seit vielen Jahrhunderten bekannt. Auf den nächsten Seiten werden wir ein paar der am häufigsten verwendeten Kräuter und Gewürze kurz vorstellen.

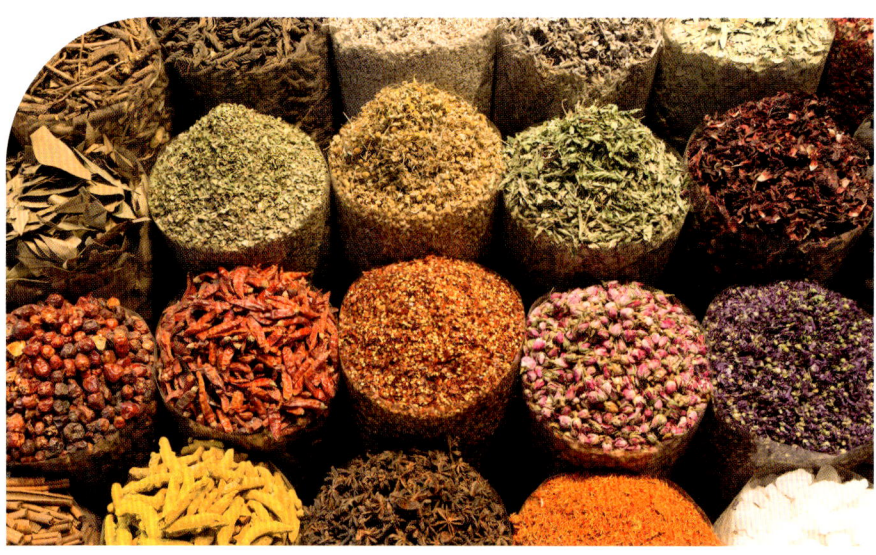

Als Urgewürz schlechthin kann das Salz bezeichnet werden. Schon vor Jahrtausenden entdeckte man, dass gesalzene Speisen ungleich schmackhafter sind. Salz, für das man damals wahrhaft „gesalzene Preise" zahlen musste, wurde überaus sparsam verwendet und niemand hätte es als angebracht empfunden, dass vor dem ersten Bissen mit einer Prise nachgesalzen wird. Vor übermäßigem Salzen ist Vorsicht geboten. Wir wissen heute, dass (zu viel) Salz ungünstig auf den Bluthochdruck und den Mineralstoffhaushalt des Körpers wirkt. Zu viel Salz brauchen wir aber gar nicht, denn: Sparsam gesalzene Speisen müssen überhaupt nicht langweilig oder fad schmecken. Wir können durch die Verwendung anderer Gewürze und Kräuter den Speisen einen salzigen Geschmack geben. Experimentieren Sie doch einfach mal ein bisschen mit frischen Kräutern. Auch so können schmackhafte und bekömmliche Speisen zubereitet werden.

Unter anderem zählen wir zu diesen Kräutern

Schnittlauch mit seinem zwiebelig-lauchigen, Petersilie mit ihrem herzhaft-frischen und Liebstöckl mit seinem bitter-süßlichen Selleriegeschmack. Dies sind wohl die am meisten verwendeten Kräuter in der täglichen Küche. Liebstöckl in der Suppe (aber nicht nur) verringert deutlich den Salzbedarf.

Majoran/Oregano (stark würzig, intensiv), Thymian (intensiv, aber nicht scharf), Basilikum (leicht nelkenartig, frischwürzig) und Salbei (pikant, leicht bitter) finden Sie in jedem guten Sortiment oder frisch auf dem Wochenmarkt. Verwenden Sie aber ruhig auch einmal Dill (würzig, intensiv), Estragon (frisch, an Anis und Zitrone erinnernd) oder Kerbel (fein, leicht nach Anis schmeckend).

Zur Entfaltung ihres vollen Geschmacks werden die Kräuter erst den leicht warmen Speisen zugegeben oder auf angewärmtes Küchengeschirr gestreut. Auf diese Weise können die ätherischen Öle am besten gelöst werden und die Speisen werden bereits so schmackhaft, dass nur mehr wenig oder sogar überhaupt nicht gesalzen werden muss. Auch die Brunnen-, Garten- oder Bachkresse, die bereits als Pflänzchen oder Samen für den Selbstanbau gekauft werden kann, ist eine schmackhafte Alternative zum Salz, da sie unter anderem kein Wasser im Körpergewebe bindet.

Zu den Gewürzen

Besonders aromatisch gewürzte Gerichte sind bei uns insbesondere durch die asiatische und orientalische Küche bekannt geworden. Der bei der Zubereitung verwendete, aus Indien stammende und von den Engländern nach Europa importierte Curry ist besonders bekannt. Er besteht aus einer Mischung von fünf bis acht verschiedenen Gewürzen, unter anderem Kurkuma, Kardamom, Pfeffer, Piment, Nelken, Ingwer, Koriander, Zimt und Muskat. Um die genaue Zusammensetzung der einzelnen Curry-Mischungen wird auch heute noch ein großes Geheimnis gemacht. Curry kann zum Würzen einer Vielzahl von Gerichten verwendet werden und ersetzt durch seinen sehr schmackhaften oder gar scharfen Geschmack ohne Weiteres das Salz.

Pfeffer wird in verschiedenen Farben, Schärfen und Formen angeboten. Für viele Rezepte eignet sich am besten der rote Pfeffer, der besonders verdauungsanregend, kreislaufunterstützend und magenschonend ist. Auch ganz bestimmtes Gemüse eignet sich zum Würzen. So zum Beispiel der Meerrettich, der insbesondere bei kalten Speisen das Salz ersetzen kann. Auch Saucen, Fleisch- und Fischgerichten verleiht der Meerrettich einen delikaten, pfiffigen Geschmack.

Besonders wohlschmeckend sind Gewürzpasten, die Sie als Aufstrich oder zur Abrundung von Gerichten ausprobieren sollten: Aus Sellerie, Senfsaat (Senfkörner) und Olivenöl kann zum Beispiel eine interessante Gewürzpaste zubereitet werden, die das Salz vollständig ersetzt. Das Olivenöl dient dabei als Konservierungsmittel und kann bei sofortigem Verzehr auch weggelassen werden. Wenn Sie eine solche Paste zubereiten wollen, brauchen Sie dafür eine halbe, fein zerkleinerte (Pürierstab) Knolle Sellerie sowie zwei Esslöffel gemörserte oder zerdrückte Senfsaat. Mit dem Olivenöl verrühren, in ein Glas, das luftdicht verschließbar ist, abfüllen und in den Kühlschrank stellen. Die Paste ist zirka zehn Tage haltbar. Achten Sie darauf, dass das Öl die Paste ganz bedeckt (wie beim Pesto). Die Paste kann auch durch ein Leinentuch geseiht werden oder zum Würzen in einem zugebundenen Leinensäckchen in die zu würzende Speise (z.B. Suppe) gehängt werden.

➡ **Wir wünschen Ihnen viel Erfolg und Spaß bei dieser Stufe unseres Konzepts. Bitte schlagen Sie das Buch an dieser Stelle zu und lesen Sie erst in 14 Tagen weiter.**

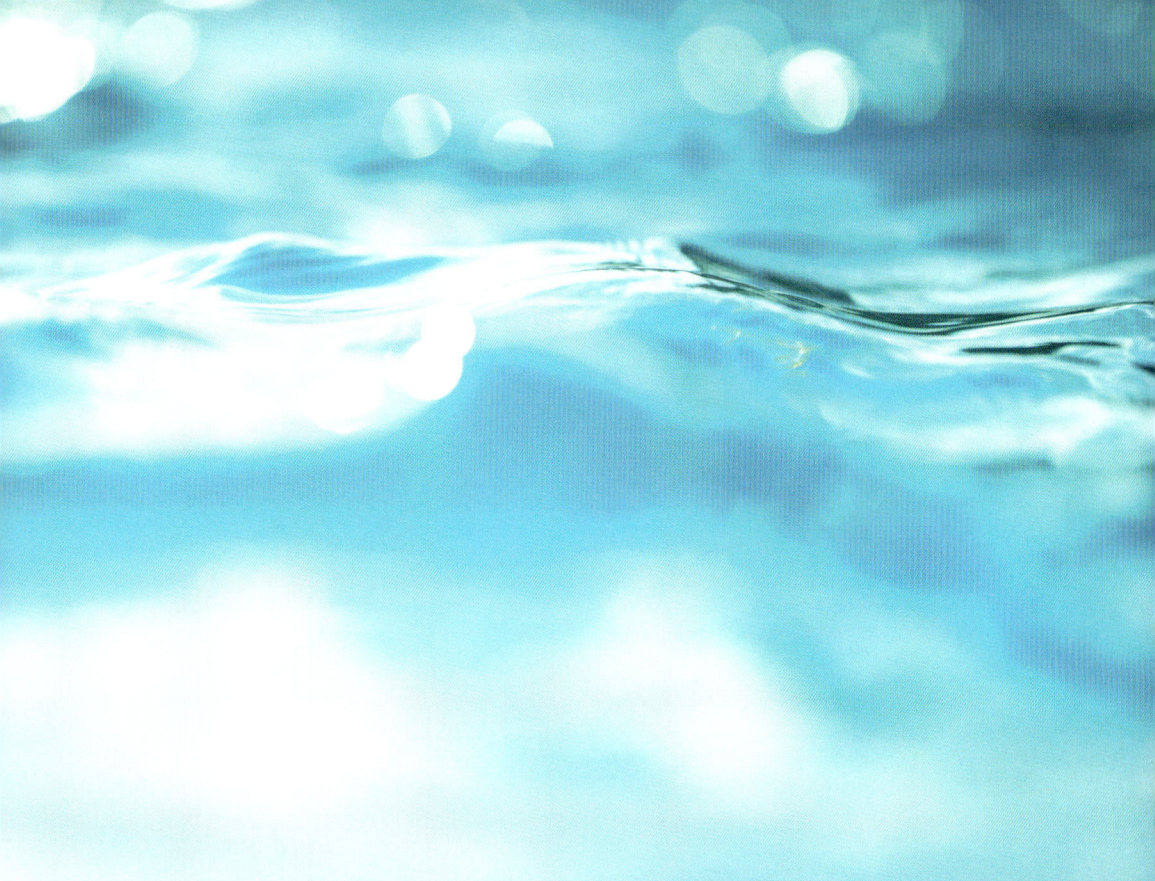

5 Wasser des Lebens

„Auf der Welt gibt es nichts, was weicher und dünner ist als Wasser. Doch um Hartes und Starres zu bezwingen, kommt nichts diesem gleich. Dass das Schwache das Starke besiegt, das Harte dem Weichen unterliegt, jeder weiß es, doch keiner handelt danach."

LEONARDO DA VINCI

In dieser Stufe lernen wir die Bedeutung des Wassers kennen. Wasser ist der große Lebensspender. Ohne Wasser gäbe es kein Leben auf unserem Planeten. Ohne Wasser könnten wir nicht leben. Wir können ohne zu essen mehrere Wochen auskommen, aber nach drei Tagen würden wir ohne Wasser verdursten. Wasser hat für uns also eine besondere Bedeutung. Und, wie könnte es anders sein, auch für alle Stoffwechselvorgänge in unserem Körper benötigen wir Wasser. Als der Mensch sich aus den im Wasser lebenden Arten entwickelte, erbte er die Abhängigkeit von den lebensspendenden Eigenschaften des Wassers. An der Bedeutung des Wassers für den Körper hat sich, seit der Entstehung des Lebens aus dem Wasser, nichts geändert. Das bedeutet für uns, dass unser Körper von einer regelmäßigen Zufuhr an Wasser abhängig ist. Wenn wir regelmäßig Wasser trinken, bleiben wir nicht nur „in Fluss", sondern können auch unsere Fettverbrennung anregen.

Wasser zu trinken verbraucht viel Energie. Die Nieren wenden sehr viel Energie auf, um Wasser in Form von Harn auszuscheiden. Um einen Liter an zusätzlichem Wasser pro Tag zu verarbeiten, verbraucht unser Körper ungefähr so viel Energie wie bei einem einstündigen Spaziergang. Dies ist eine ganze Menge und darum sollten wir stets darauf

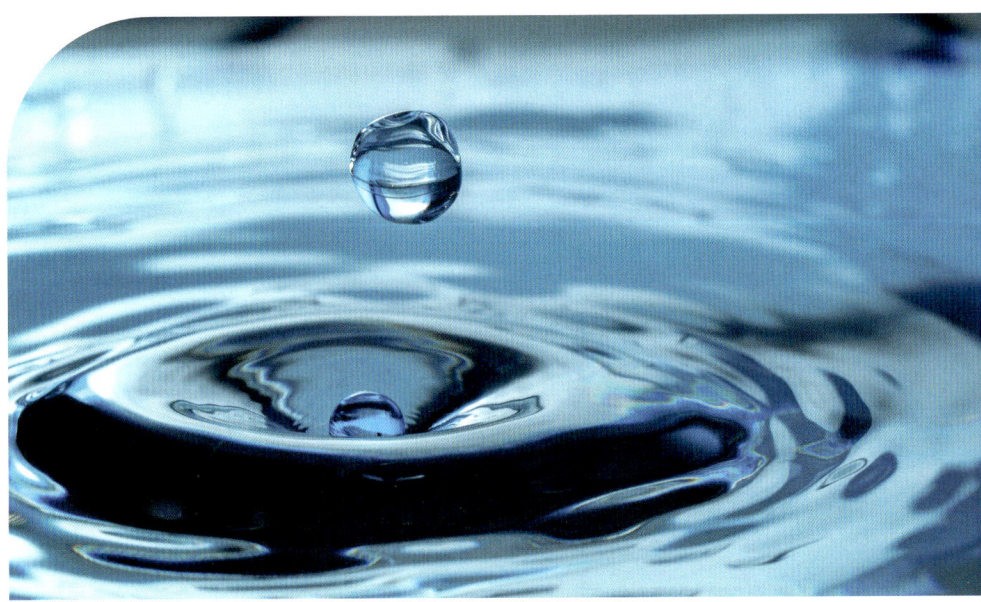

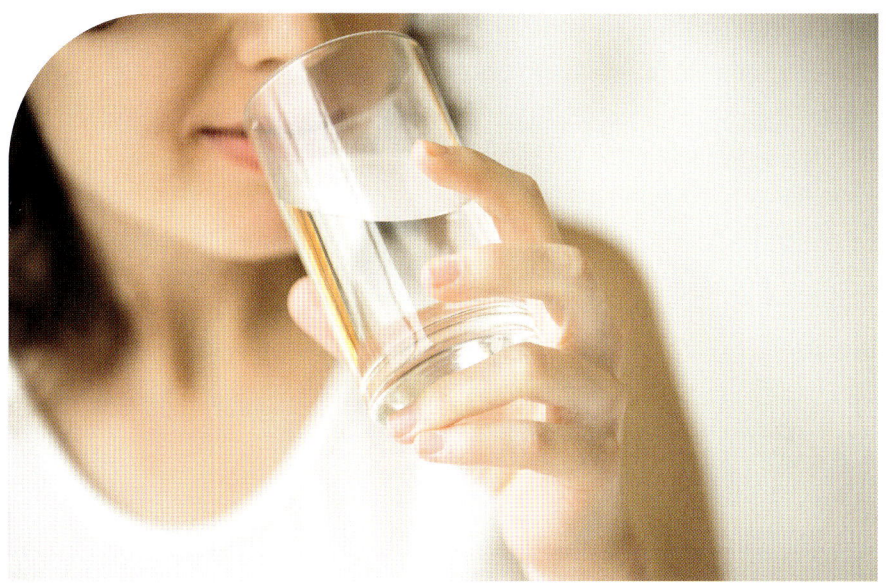

achten, regelmäßig über den Tag verteilt immer wieder etwas Wasser zu trinken. Durch regelmäßiges Trinken von Wasser können wir aber noch einen anderen Effekt erzielen. Wir können Hungerattacken vermeiden. Unser Hungergefühl entsteht nämlich oft nur, weil unser Körper ausgetrocknet ist. Wir versuchen dann über das in Nahrungsmitteln gebundene Wasser eigentlich unseren Durst zu stillen.

Überlegen Sie einmal, wie oft am Tag Sie Wasser trinken!

Wir haben nur allzu oft unser natürliches Durstgefühl verloren. Denken Sie daran, ein Mensch stirbt ohne Wasser nach ungefähr drei Tagen, ohne Nahrung aber erst nach rund drei Wochen. Demzufolge sollte der Mensch eher ein Durst- als ein Hungergefühl verspüren. Bei uns allen ist es aber genau umgekehrt. Ein Hauptgrund dafür, dass wir zu wenig trinken, liegt sicherlich darin, dass unser Körper gewissermaßen versalzen ist. Der Grund dafür wiederum ist, dass Salz bei den meisten industriell hergestellten Nahrungsmitteln als Geschmacksverstärker eingesetzt wird. Darüber hinaus haben Softgetränke und Fruchtsäfte das Wasser als Getränk in die zweite Reihe gedrängt. Ein erster Schritt, um wieder in „Fluss" zu geraten, ist, uns daran zu erinnern, dass Wasser die Quelle des Lebens ist!

Wie viel Wasser trinken?

Wenn wir nun behaupten, dass Wasser eines der wichtigsten und kostengünstigsten Heilmittel ist, welche Dosierung ist dann für mich die Richtige? Wie viel Wasser als eine der wichtigsten Therapien zur Behandlung von Übergewicht (vorausgesetzt, es liegen keine schweren Herz- und Nierenerkrankungen vor) ist gut für mich? Ein Hauptproblem der Wassertherapie liegt oft darin, dass man eine große Menge Wasser auf einmal zu trinken versucht, was weder zielführend noch dauerhaft durchführbar ist. Unser Körper braucht eine regelmäßige Wasserzufuhr. Eine einmalige Zufuhr einer (zu) großen Wassermenge ist nicht nur sinnlos, sondern führt zu einem unangenehmen Völlegefühl, welches eine weitere Wasserzufuhr verhindert. Die große Frage ist also wie bei jeder anderen medikamentösen Therapie (denn in diesem Fall setzen wir Wasser als Medizin gegen unser Übergewicht ein): Wie viel Wasser sollte wie oft getrunken werden?

Es wurde in der Medizin jahrelang diskutiert, wie groß die richtige Wassermenge pro Tag sein soll. Die Antwort auf diese Frage bietet unserer Meinung nach wieder unsere Vergangenheit. Unsere Urahnen schöpften Wasser wohl einfach mit ihren Händen und tranken immer wieder eine Hand voll. Forschungen haben bestätigt, dass dies tatsächlich

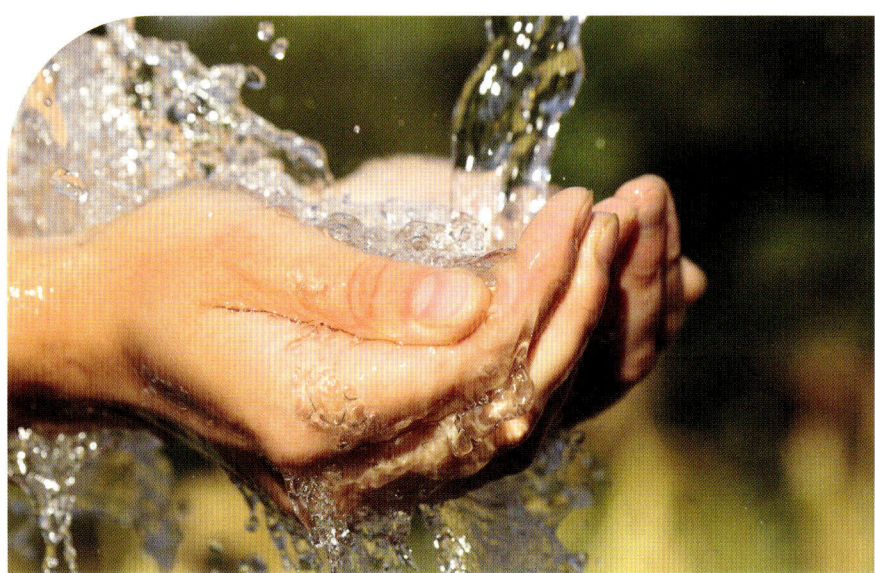

die Menge Wasser ist, die unser Körper auf einmal am besten verwerten kann. Um herauszubekommen, was für Sie persönlich die richtige Wassermenge ist, lassen Sie einfach Wasser in Ihre beiden Hände laufen. Das Wasser füllen Sie anschließend in ein Gefäß um und markieren mit einem Stift die genaue Menge. Auf diese Weise haben Sie dann ein Glas mit der Menge einer Hand voll Wasser. Trinken Sie nun alle zwei Stunden die auf diese Weise festgelegte Menge Wasser, denn damit fördern Sie Ihre Fettverbrennung.

Sie möchten nun bestimmt wissen, ob es noch andere Getränke gibt, welche die Fettverbrennung positiv beeinflussen. Die gibt es tatsächlich, nämlich Kaffee sowie schwarzer und grüner Tee. Wir müssen dabei allerdings beachten, dass sowohl Kaffee als auch schwarzer sowie grüner Tee wassertreibend sind. Darum trinken wir zu jeder Tasse immer auch ein Glas Wasser, wie das im Orient, in südeuropäischen Ländern und auch in Österreich üblich ist. Grüner Tee ist unglaublich reich an lebenswichtigen Substanzen. Er fördert darüber hinaus bewiesenermaßen nicht nur sehr stark die Fettverbrennung, sondern bewirkt nach neuesten Erkenntnissen sogar die Reduktion von Fettzellen. Es ist belegt, dass eine Tasse 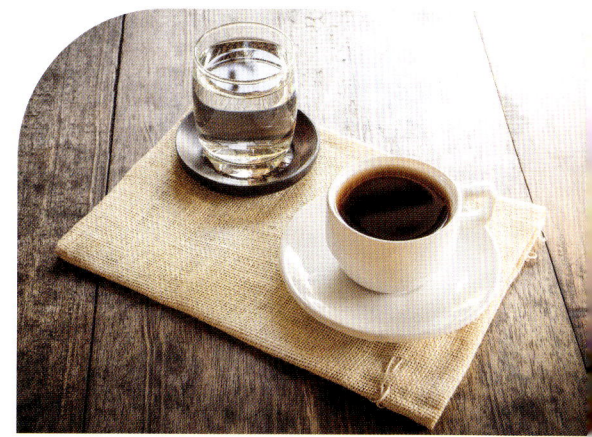 grüner Tee nach dem Essen die Fettaufnahme im Darm verlangsamen kann. Versuchen Sie darum, drei bis fünf kleine Tassen grünen Tee am Tag zur Optimierung der Fettverbrennung zu trinken. Grüner Tee ist ein wahres Lebenselixier zum Genießen, Entspannen und Heilen! Wir können den grünen Tee dabei prinzipiell mit allen anderen Teesorten kombinieren. Erfrischend sind zum Beispiel Kombinationen mit Pfefferminze, Zitronengras oder Melisse, wobei die Melisse bei einem bis zu fünf Minuten gezogenen grünen Tee den beruhigenden Aspekt betont. Durch Kamille oder Ringelblumenblüten machen wir den grünen Tee zu einem ausgesprochenen Magenfreund.

In den nächsten 14 Tagen werden Sie erstaunt darüber sein, wie gut es tut, regelmäßig eine bekömmliche Menge Wasser zu trinken. Freuen Sie sich auf eine gemütliche Tasse

Tee, hören Sie dabei Musik und entspannen Sie sich. Wir merken, dass wir in „Fluss sind",
denn wir kennen inzwischen unseren Biorhythmus so gut, dass wir die Signale unseres
Körpers richtig verstehen können Fastenzeiten, Bewegungs- und Entspannungsübungen, Mahlzeiten und Trinkgewohnheiten fügen sich zu einem großen Ganzen. Ist das
nicht ein gutes Gefühl?

Das wohltuende Wasser

Bemerken Sie, was sich in den letzten Wochen
und Monaten verändert hat?

Unser Körper hat inzwischen seinen Biorhythmus gefunden. Die Entspannungs- und Bewegungsübungen geben uns ebenfalls ein bes-
seres Körpergefühl. Essen macht uns wieder

> *„Auf Dauer nimmt die Seele*
> *die Farben der Gedanken an."*
> Marc Aurel

Spaß. Wir haben die schmackhaften Rezepte ausprobiert und entdecken immer mehr
den Genuss von Mahlzeiten, die uns guttun. Wir nehmen uns Zeit zum Wohlfühlen, Zeit
zum Bewegen und Zeit zum Genießen – kurzum wir nehmen uns Zeit zu leben. Und wir
merken, wie das Wasser unser Leben wieder mehr in Fluss bringt. Denn wir trinken mehrmals täglich eine Hand voll Wasser. Eine Tasse Tee, die uns die Zeit vergessen lässt, wird
zu einem täglichen Ritual.

Kurz gesagt: Wir haben Schwung in unser Leben gebracht!

Weil sich inzwischen so viele Dinge in Ihrem Leben verändert haben, schlagen wir Ihnen
vor, auf einem Blatt Papier dies einmal alles zu notieren und das Ergebnis an einer gut sicht-
baren Stelle aufzuhängen. Denn wir neigen dazu, schnell zu vergessen, was wir schon alles
geschafft haben! Und auf all das, was Sie geschafft haben, können Sie wirklich stolz sein.

Die inneren und äußeren Heilkräfte des Wassers

Wir haben bereits von der wohltuenden und heilenden Kraft von Wasser als Getränk berichtet. Ebenso erwiesen sind die positiven Nebenerscheinungen, wenn wir mit Wasser in
richtig dosierten Mengen unseren Durst stillen. In der TCM wird oftmals ein Tag durch die
Einnahme eines Glases warmen Wassers beendet. Dies wird als leberstärkend betrachtet.
Und wie wir bereits wissen, benötigt unser Körper Energie, um Wasser „abzubauen" –

Energie, die uns „im Schlaf abnehmen" lässt. Durch kleine Zugaben verwandeln wir Wasser in ein heilendes Wundermittel. Neben der Zubereitung von Tee können auch die Zugabe von Essig oder Zitronensaft im Wasser positive Effekte erzielen. Sowohl Essig als auch Zitronensaft beeinflussen die Aufnahme von Zucker im Darm und haben dadurch einen günstigen Effekt auf den Blutzuckerspiegel. Bereits 2005 zeigte eine Studie, dass 20 ml fünfprozentiger Apfelessig, verdünnt mit 40 ml Wasser, vor dem Essen getrunken den Blutzuckeranstieg um 20 Prozent senken kann.

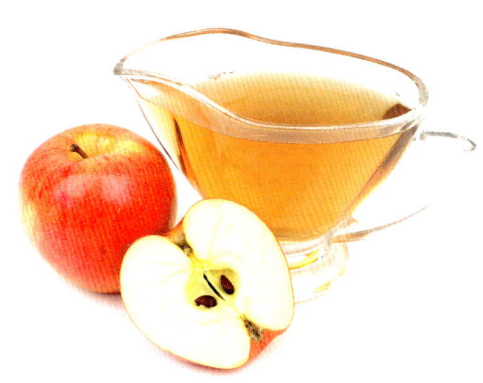

- Essig verfeinert nicht nur den Geschmack vieler Speisen, sondern senkt auch den Glykämischen Index.
- In Haushalten, in denen Essig in der Küche verwendet wird, gibt es nachweislich weniger Infektionen, Allergien, Verdauungs- und Durchblutungsstörungen.
- In der TCM wird mit Essig schon seit Jahrhunderten Beschwerden und Krankheiten begegnet.
- Bereits die Römer nutzten die Kraft von Essig, um ihr Trinkwasser zu desinfizieren.
- Im Mittelalter war Essig auch bei uns ein viel verwendetes und bekanntes Haus- und klösterliches Heilmittel.
- Besonders interessant ist, dass Essig auch das Gewebe straffen und verjüngen kann.

Neben Essig bewirkt auch Zitronensaft in Wasser aufgelöst viele kleine Wunder. Während reiner Zitronensaft einen sauren pH-Wert aufweist, wird dieser in Verbindung mit Wasser basisch. Empfehlenswert ist eine halbe gepresste Zitrone pro Glas Wasser. Weitere positive Effekte von Zitronenwasser sind:

- Stärkung des Immunsystems, u.a. auch durch seinen Vitamin-C-Gehalt.
- Der hohe Anteil an Pektinen (pflanzliche Polysaccharide) vor allem in der Schale von Zitronen hilft sowohl bei Durchfall als auch bei Verstopfung.
- Zitronenwasser hilft der Leber zu entgiften, indem die Produktion von Gallenflüssigkeit angeregt wird.
- Zitronenwasser hemmt die Bildung schädlicher Darmbakterien.
- Zitronenwasser kann helfen, Harnsäureablagerungen zu verringern und so Gelenkschmerzen zu reduzieren.
- Zitronenwasser hat Eigenschaften wie ein elektrolytisches Sportgetränk und eignet sich hervorragend für sportliche Aktivitäten.
- Zitronenwasser hemmt den Appetit auf Süßigkeiten.

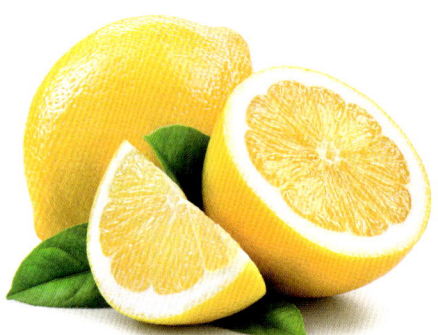

Bereits in der traditionellen indischen Heilkunst Ayurveda wurde die Kraft von Zitronenwasser erkannt und gezielt eingesetzt. So ist es üblich, den Tag mit einem Glas Zitronenwasser (warm) zu starten. Wir haben bereits auf die hohe Wirksamkeit dieses Getränks vor einer Mahlzeit hingewiesen.

Jeder von uns kennt die wohltuende Wirkung einer heißen Dusche an einem kalten Winterabend oder die eines kühlen Bades im Sommer. Im nächsten Schritt wollen wir uns darum mit der heilenden Kraft der äußerlichen Wasseranwendung beschäftigen. Bei der äußerlichen Anwendung können nämlich unterschiedliche Reizwirkungen des Wassers genutzt werden, um im Körper heilende Reaktionen hervorzurufen. Sie fragen sich jetzt vielleicht, in welcher Weise uns Wasser beim Abnehmen helfen kann. Wie wir schon mehrmals erwähnt haben, geht es uns ja darum, natürliche Regelkreise in unserem Körper wieder in einen ausgewogenen Rhythmus zu bringen. Was passiert, wenn wir das schaffen, wissen Sie inzwischen: Sie können sich inzwischen darauf verlassen, dass Ihr Körper zum richtigen Zeitpunkt Hunger „anmeldet". Und Ihr Körper weiß, dass er ausreichende Sättigung erfährt und kann die lebensnotwendige Energiemenge richtig verbrennen. Ein gut funktionierender Kreislauf und eine optimale Durchblutung unserer Organe sind eine wichtige Voraussetzung dafür.

> Die äußeren Wasseranwendungen helfen uns dabei, unseren Kreislauf wieder richtig „auf Trab" zu bringen, indem sie
> - den Stoffwechsel anregen und so für einen erhöhten Grundumsatz sorgen und
> - zur Optimierung des inneren Flüssigkeitssystems beitragen.

Damit wir verstehen, was in unserem Körper passiert, wollen wir noch einmal in unseren Körper hineinhorchen: Eines der wichtigsten Flüssigkeitssysteme in unserem Körper ist die Lymphe. Sie entsteht dadurch, dass Blutplasma durch feinste Blutkapillaren in unser Gewebe sickert und sich danach in den kleinen und großen Lymphbahnen sammelt. Diese interzelluläre Flüssigkeit bildet die eigentliche Nährflüssigkeit für unseren Körper. Sie umspült mit den in ihr gespeicherten Nährstoffen alle Körperzellen und versorgt sie. Die Körperzellen geben im Austausch dafür die in ihnen angefallenen Schadstoffe und abgestorbenen Zellfragmente in diese Interzellulärflüssigkeit ab, von der sie ausgeschwemmt werden. Diese mit „Abfallprodukten" angereicherte Flüssigkeit sammelt sich in den „Abwasserkanälen" unseres Körpers, den Lymphbahnen, über die der Flüssigkeitsstrom durch unseren ganzen Körper transportiert und wieder in den Blutkreislauf geleitet wird. Auf dem Weg zu den Wiedereintrittsstellen in den Blutkreislauf passiert die Lymphe viele der sogenannten Lymphknoten, welche Bakterien, Viren, Zellfragmente und andere Schadstoffe aus der Lymphe herausfiltern. Das hört sich wesentlich komplizierter an, als es in Wirklichkeit ist: Sie können sich sicher vorstellen, dass vom Körper ziemlich viel Energie aufgebracht werden muss, damit die Lymphe gegen die Schwerkraft von den Zehenspitzen die Beine hinauf bis zu unserem Becken gelangen kann. Wird dieser Flüssigkeitsrückstrom behindert oder blockiert, sammelt sich „Wasser" in den Beinen oder Fingern an. Zu Verstopfungen der Lymphkanäle führen dabei oft „Zelltrümmer", die abtransportiert werden sollten. Je langsamer die Lymphe fließt, umso eher verstopfen die Kanäle. Und im schlimmsten Fall wird der Fluss der Lymphe vollständig unterbrochen.

Dann

- erreichen die Nährstoffe nicht mehr die Zellen,
- werden die Schadstoffe aus ihnen werden nicht mehr abgebaut und
- in der Folge verhungern die Zellen und werden gleichzeitig durch ihre eigenen Abfälle vergiftet (wenn der Abstrom ebenfalls unterbrochen ist).

Jetzt verstehen wir, warum es so wichtig für uns ist, dass dieses körpereigene Be- und Entwässerungssystem gut funktionsfähig ist und bleibt. Wie können wir dieses System unseres Körpers bei dieser wichtigen Aufgabe unterstützen? Sehr einfache Methoden sind Schwimmen, Baden oder Kneippen. Diese erhöhen nämlich den Außendruck (hydrostatischen Druck) auf unseren Körper und regen dadurch den Flüssigkeitskreislauf enorm an. Dies kann sogar helfen, leichte „lymphatische Verstopfungen" zu beseitigen. Bitte informieren Sie sich über das richtige Kneippen bei Ihrem Arzt/Ihrer Ärztin, Apotheke/Apothekerin oder Kneipp-Arzt/-Ärztin.

Die optimalen Bedingungen für einen wirksamen Badeaufenthalt finden Sie beispielsweise in einer Therme. Schon die Römer wussten die heilende Wirkung von Thermalbädern zu nutzen. Zu Zeiten des Römischen Reiches entstand rund um die heißen Quellen eine ausgeklügelte Badekultur. Allerdings war das Bad mit einer Wassertemperatur von 30°C nur wenigen Menschen vorbehalten und somit ein Privileg der Reichen. Sklaven und Arbeitern blieben der Genuss und die Heilwirkung des warmen Quellwassers verwehrt.

Diese heilende Wirkung des Quellwassers ist auf den hohen Anteil an gelösten Mineralien zurückzuführen. Damit wird die therapeutische Wirkung durch die relativ hohen Konzentrationen an Natriumchlorid, auch als Kochsalz bekannt, und den Spurenelementen Magnesium, Calcium und Kalium verstärkt. Die erhöhte Wassertemperatur regt nicht nur den Stoffwechsel an, sondern fördert auch die Durchblutung. Dadurch können sich die Muskeln entspannen. Besonders bei Rückenschmerzen ist daher ein Bad im wohltuend warmen Thermalwasser schmerzlindernd. Geologische Bedingungen schaffen immer neue Zusammensetzungen. Mineral-Thermalquellen unterscheiden sich in ihrer Konzentration und Zusammensetzung an gelösten Mineralstoffen und Spurenelementen. Das

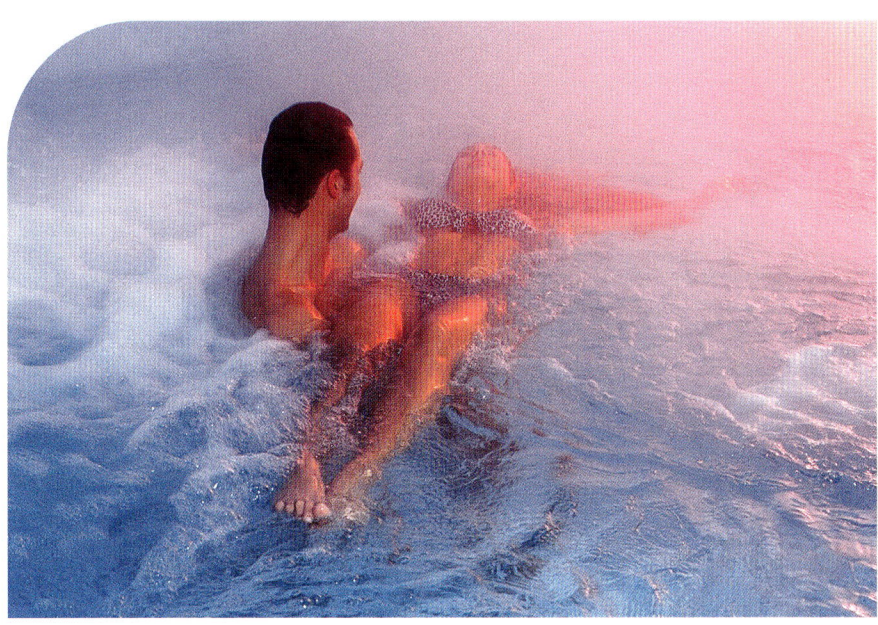

Wasser wird beim Fließen durch die Gesteinsschichten natürlich gefiltert, hat Minerale gelöst und aufgenommen und diese über Jahrzehnte, Jahrhunderte, Jahrtausende, auch über Millionen Jahre vor Umwelteinflüssen tief im Inneren der Erde bewahrt. Beim Baden und Schweben im warmen Mineral-Thermalwasser, das von den unterirdischen Quellen gespeist wird, werden diese wertvollen Mineralstoffe und Spurenelemente über die Haut aufgenommen und können so ihre wohltuende Wirkung entfalten. Bei Kuren wird manchmal sogar empfohlen, das Thermalwasser zu trinken. Allerdings muss dies vorher mit dem jeweiligen Kurarzt bzw. der jeweiligen Kurärztin abgesprochen werden, um die richtige Dosierung zu sich zu nehmen.

Wenn Sie generell Herz-Kreislauf-Probleme haben, sollten Sie den Besuch im Thermalbad zuvor mit Ihrem Arzt/Ihrer Ärztin besprechen. Neben all den positiven Aspekten ist ein Aufenthalt im Thermalwasser immer eine besondere Situation für den Körper und kann daher eine Belastung darstellen. Ein gesunder Mensch verträgt dies ohne Weiteres und kann von der positiven Wirkung des Thermalbades profitieren. Dennoch sollte man generell die empfohlene Aufenthaltsdauer von 20 Minuten im warmen Thermalwasser nicht überschreiten.

Eine Studiengruppe rund um Babak Bahadori konnte die entspannende Wirkung eines Heilbades nachweisen. Dazu wurden drei Studiengruppen verglichen: Eine Gruppe badete in warmem Thermalwasser, eine Gruppe praktizierte ein gut etabliertes Entspannungsverfahren (progressive Muskelentspannung) und eine Gruppe entspannte im Ruheraum. Jeweils vor und nach dieser Intervention wurde die Konzentration des Stresshormons Cortisol im Speichel ermittelt und die Studienteilnehmer/-innen schätzten auf einer Skala von 0 bis 10 ein, wie entspannt sie sich fühlten. Nach den jeweils 25-minütigen Interventionen kam es in allen Gruppen zu einem signifikanten Rückgang dieses Stresshormons und zu einer Zunahme der subjektiven Entspannung. Während der Cortisolspiegel in allen drei Studiengruppen vergleichbar gut sank, war das subjektive Entspannungsgefühl nach dem Baden in Thermalwasser jedoch am höchsten. Demnach hat Baden in warmem Thermalwasser einen nachweisbaren psychophysiologischen Entspannungseffekt und scheint anderen Entspannungsmethoden in Bezug auf das subjektive Entspannungsempfinden sogar überlegen zu sein.

https://www.youtube.com/watch?v=7-TWuBEQyRg&list=PLfn-9BoBLvOv3iKUru0kgQtsrzl_CtvqL

➡️ **Wir wünschen Ihnen viel Erfolg und Spaß bei dieser Stufe unseres Konzepts. Bitte schlagen Sie das Buch an dieser Stelle zu und lesen Sie erst in 14 Tagen weiter.**

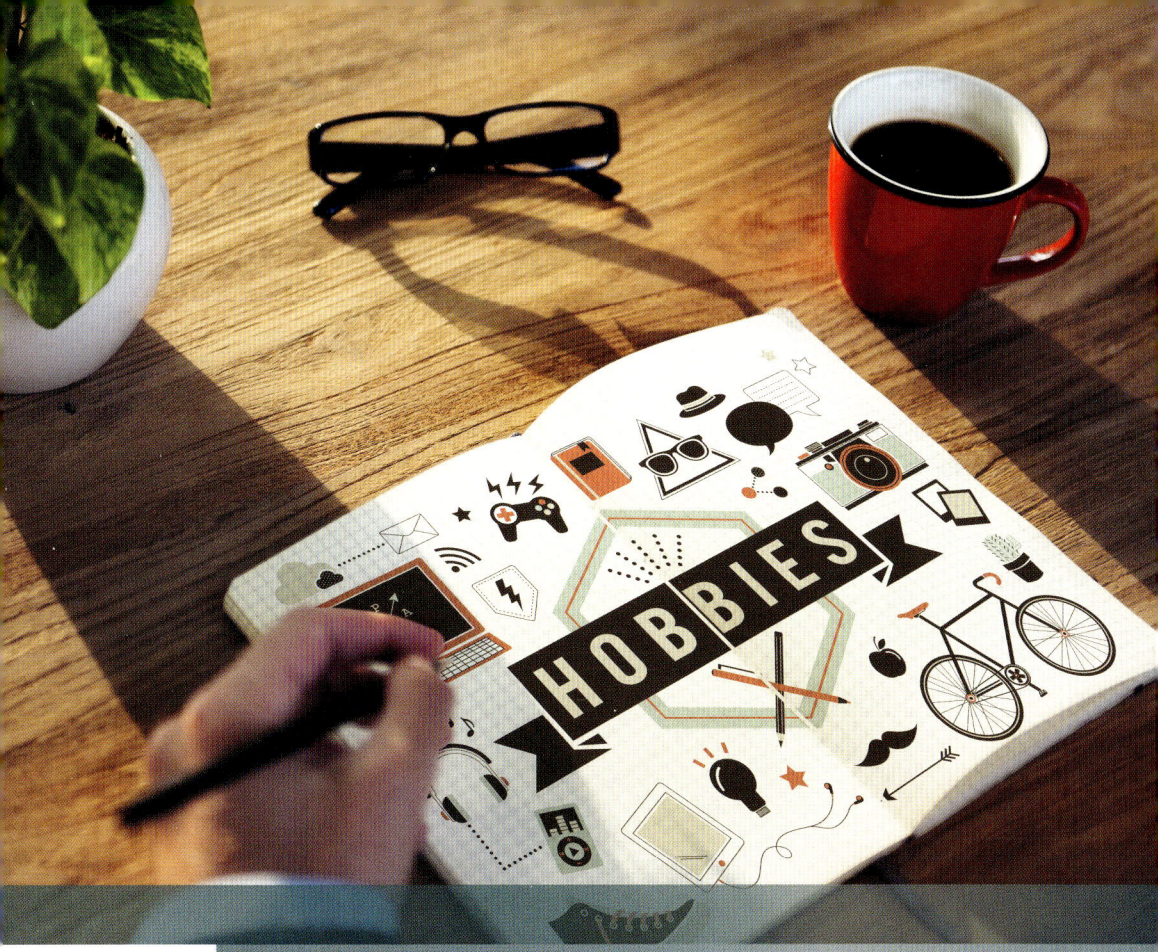

6 Wir optimieren unseren Alltag

„Der Körper ist in keiner Stelle ohne Seele,
weil sie mit ihrer eigenen Wärme
den ganzen Körper durchströmt."

HILDEGARD VON BINGEN

Von der Geschichte des Elefanten zum Alchimisten

Unser Ziel war es immer, den ganzen Elefanten zu erfassen, und in weiten Teilen ist uns dies auch, durch viele Erfolgsgeschichten dokumentiert, gelungen. Im Jahr meiner beruflichen Karenz entwickelte ich fast schon eine Besessenheit, um die Teile des Elefanten zusammenzubringen. Ich nützte die freie Zeit, um Forschungskollegen/-innen zu besuchen, und begann eine Reise um den halben Erdball. Abgesehen davon, dass diese Reisen wissenschaftlich und persönlich für mich sehr interessant und aufschlussreich waren, musste ich feststellen, dass das Ziel meiner Forschung nicht in der Ferne lag. Es wird Ihnen vielleicht schon aufgefallen sein, dass wir bewusst nicht nur über Übergewicht, sondern immer öfter über Ungleichgewicht geschrieben haben. In unserem Konzept geht es nie um Diäten oder Verbote, viel wichtiger ist es, das mentale Gleichgewicht wiederherzustellen und eine Heilung des gesamten Menschen zu erreichen.

In einem sehr verzweifelten Moment, mitten in Arizona, bei 50° C Außentemperatur, fiel mir das Buch „Der Alchimist" von Paulo Coelho ein. Mein persönlicher Schatz war auch nicht in der Ferne zu finden, sondern lag in nächster Nähe in der Heimat. Ich teilte meine Erfahrung mit Santiago, dem Hauptcharakter in Coelhos Buch. Trotz vieler Erfolgsgeschichten haben wir immer auch mit Menschen gearbeitet, bei denen unser Konzept nicht funktioniert hat. Jedes Mal hörten wir dieselben Berichte: **„Ich halte mich an alle Ihre Anweisungen, aber es funktioniert nicht."** Je länger wir uns

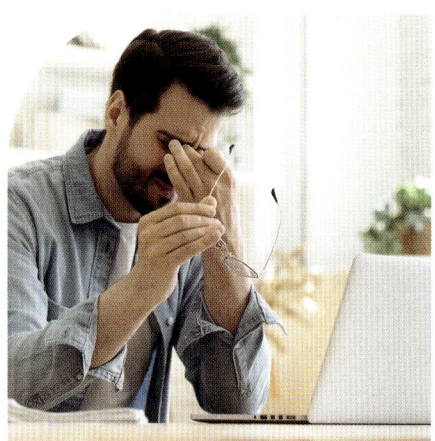

unterhielten, umso mehr wurde uns klar, dass es diesen Menschen nicht möglich war, alle unsere Stufen einzuhalten. Der Alltagsstress war so einnehmend, dass auch beim besten Willen eine Lebensstiländerung nicht zu erreichen war. Durch ein Ausbrechen aus dem Alltag, einen Urlaub, ein Seminar gelang es uns am besten, die Weichen in die richtige Richtung zu stellen. In dieser Zeit konnte jeder seinen Rhythmus finden und ihn dann mit nach

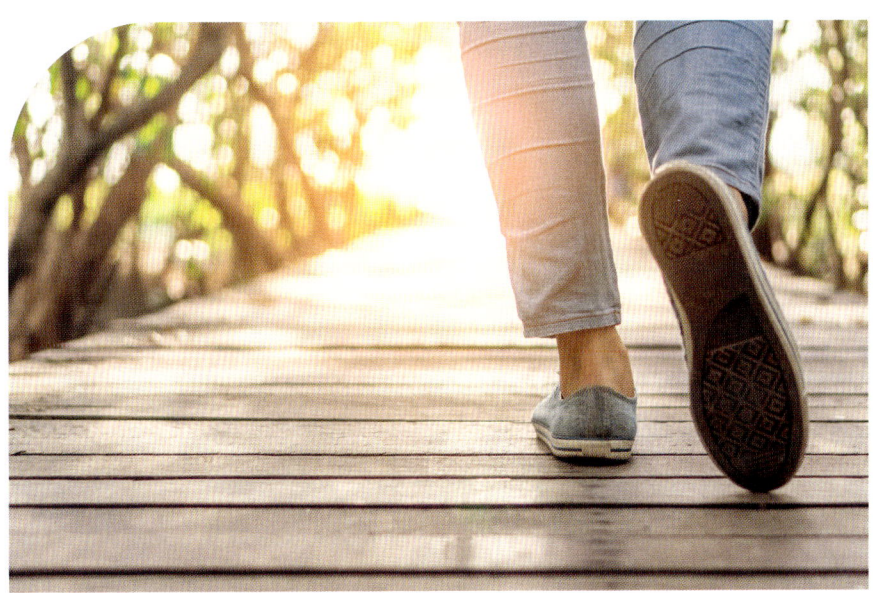

Hause nehmen. Dieser Effekt und meine eigene Erfahrung kamen in diesem Moment zusammen. Wieder zu Hause angekommen, hatte ich zwei grundlegende Erkenntnisse gewonnen. Das Finden des seelischen Gleichgewichts ist die Basis jeder Heilung. Dieser Schatz des Gleichgewichts liegt oft nicht in der Ferne begraben, sondern meistens im eigenen Garten/in der unmittelbaren Umgebung. Wenn wir vom Fenster unseres Hauses bzw. unserer Wohnung aus hinausblicken und den Wald vor lauter Bäumen nicht mehr sehen, reicht es sehr oft, wenn man das Haus bzw. die Wohnung kurz verlässt und in den Wald hineingeht. **Den Teufelskreis unterbricht man am besten, in dem man den Kreis kurz verlässt.**

Freude ist gespürtes Leben. Erwischen Sie sich auch manchmal dabei, wie schnell der Alltag zu einem tagtäglichen Einerlei werden kann? Der Tag hat seinen ganz bestimmten Ablauf, wir müssen viele Dinge erledigen, die nicht immer Spaß machen und zur Routine werden. Dabei meint das Wort „Alltag" eigentlich etwas ganz anderes. Wenn wir nämlich genau hinhören, verbirgt sich darin ein „All", also „Alles"! Also auch die schönen und wunderbaren Aspekte unseres Lebens.

Mit dem sechsten Schritt wollen wir darum versuchen, durch einen anderen Blickwinkel auf unser Leben wieder mehr von diesen schönen und spannenden Momenten einzufangen.

Denken Sie bloß nicht, dass das nicht geht. Denn nur dadurch, dass wir in den vergangenen Wochen gemeinsam Dinge aus einem anderen Winkel betrachtet haben, haben Sie schon Vieles in Ihrem Leben verändert: Sie schaffen es, auf die Stimme Ihres Köpers zu hören und sich nach Ihrer inneren Uhr zu richten. Gemeinsam haben wir erfahren, dass unser Körper zum richtigen Zeitpunkt Hunger anmeldet und dass wir uns wieder auf zwei genussvolle Mahlzeiten pro Tag freuen können. Wir schwingen im Takt unseres körpereigenen Rhythmus und sind im „Gleichgewicht".

Wann haben Sie zuletzt ein so ausgezeichnetes Körpergefühl erlebt?

Wir haben diese Erfahrungen machen können, weil wir viele kleine Schritte in eine andere Richtung gegangen sind als vorher! Anfangs vielleicht ein bisschen skeptisch, haben wir mit jedem weiteren Schritt an uns selbst erfahren, wie gut uns das tut! Wir wissen natürlich, dass niemand über Nacht sein Leben ändern kann. Jeder von uns kennt das: Für eine gewisse Zeit war man erfolgreich, aber plötzlich kommt man – im wahrsten Sinne des Wortes – wieder aus dem Rhythmus. Der größte Gegenspieler zu unserem Biorhythmus ist der Gusto. Wir kennen das alle, die Selbstkontrolle in der Fastenphase lässt nach, die Lust auf Essen wird unerträglich und es kommt zu dem Gefühl: „Ich bin nicht konsequent!" Wir sollten in solchen Situationen nicht gleich verzweifeln oder gar das Handtuch werfen. Vergessen Sie nicht: **Der Mensch als Einheit aus Seele und Körper kann niemals wie eine Maschine funktionieren.**

Solche Zeiten, in denen der Rhythmus nicht eingehalten werden kann, sind normal. Seien Sie darauf vorbereitet und haben Sie deswegen keine Schuldgefühle. Ein Einbruch ist nicht gleich ein Zusammenbruch. Gestehen wir uns das zu! Zum Beispiel bei Gustoanfällen. Jeder kennt das Gefühl und jeder von uns weiß auch, dass Gusto kein richtiger Hunger ist, sondern eher ein „Hilfeschrei" unseres Körpers oder unserer Seele. Beobachten Sie sich selbst und machen Sie sich bewusst, wann Sie dieses Defizit spüren. In welchen Situationen treten diese Gustoanfälle auf? Kennen Sie nämlich die Ursache Ihrer „Einbrüche", können Sie gezielt gegensteuern. Im Laufe der Zeit entwickeln Sie dann von selbst für diese eingelernten Verhaltensweisen Gegenkonzepte. Sie erkennen, dass Essen nicht die einzige Lösung ist.

Seien Sie ehrlich zu sich selbst, haben Sie in letzter Zeit genug getrunken?

Bei den meisten Gustoattacken haben wir nämlich keinen Hunger. Es ist eher ein Pseudohunger. Eigentlich haben wir nämlich einen Flüssigkeitsmangel und sind durstig. Sie sehen jetzt, warum es so wichtig ist, über den Tag verteilt genug zu trinken. Durch eine Handvoll Wasser oder auch eine Tasse Tee können wir uns darum sehr wirkungsvoll vor solchen Attacken schützen! Über die Jahre haben wir darüber hinaus gelernt, uns für ganz bestimmte Situationen dadurch zu belohnen, dass wir essen. Zum Beispiel in Stressmomenten mit Süßigkeiten, die dann ein körperliches Glücksgefühl erzeugen. Dass das nicht lange anhält, wissen wir. Richtig „belohnen" würden wir uns darum, indem wir ein echtes Glücksgefühl erzeugen.

Dieses Glücksgefühl können wir zum Beispiel durch eine positive Ablenkung erreichen: indem wir uns etwas Schönes kaufen, das nächste spannende Kapitel aus unserem Buch lesen oder zehn Minuten an die frische Luft gehen. Achten Sie darauf, wie gut Bewegung bei einem Gustoanfall wirkt.

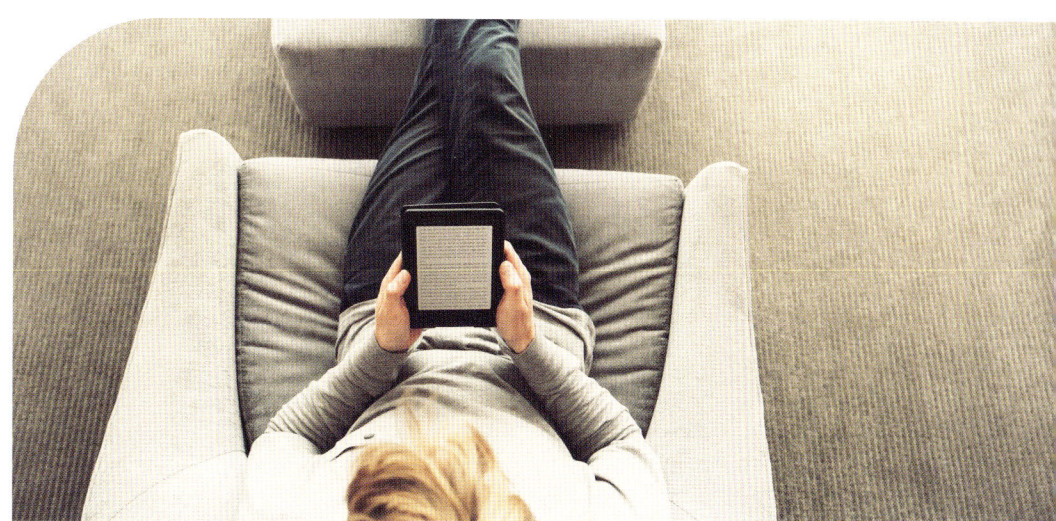

Bestimmt hilft es Ihnen, sich eine persönliche Liste zu erstellen, in die Sie alle Dinge hineinschreiben, die Ihnen Spaß machen und mit denen Sie sich belohnen können. Solche einfachen Belohnungen, mit denen wir uns positiv und bewusst „ablenken" oder auch Stress abbauen, können zum Beispiel sein:

- einen spannenden oder besonders schönen Film ansehen,
- Ihre Lieblingsmusik anhören,
- ein spannendes Buch lesen,
- ein altes Hobby wieder aufleben lassen oder ein neues Hobby beginnen,
- gute Freunde besuchen.

Sie werden bemerken: Der Gusto nimmt innerhalb kürzester Zeit ab. Ein spannendes Buch am Abend kann die Glückshormone in unserem Gehirn sogar mehr anheben als ein reichliches Essen. Wir werden in eine andere Welt entführt, in die unsere Alltagssorgen und der Alltagsstress keinen Zutritt haben. Ein schöner oder spannender Film hat den gleichen Effekt. Wir haben ja am Anfang dieses Kapitels gesagt, dass wir herausfinden wollen, wie wir die schönen Seiten unseres Alltags mehr entdecken können. Je nach Stimmungslage die richtige Musik auflegen zu können, ist ebenfalls eine wunderbare

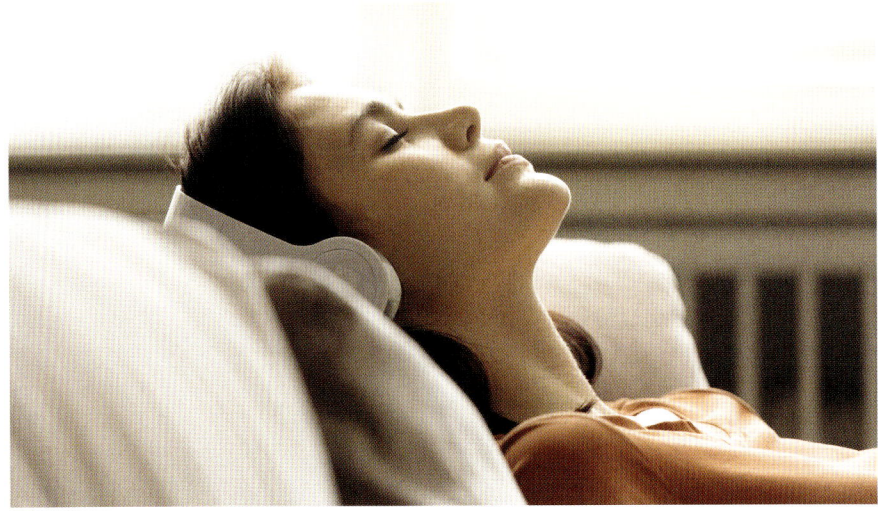

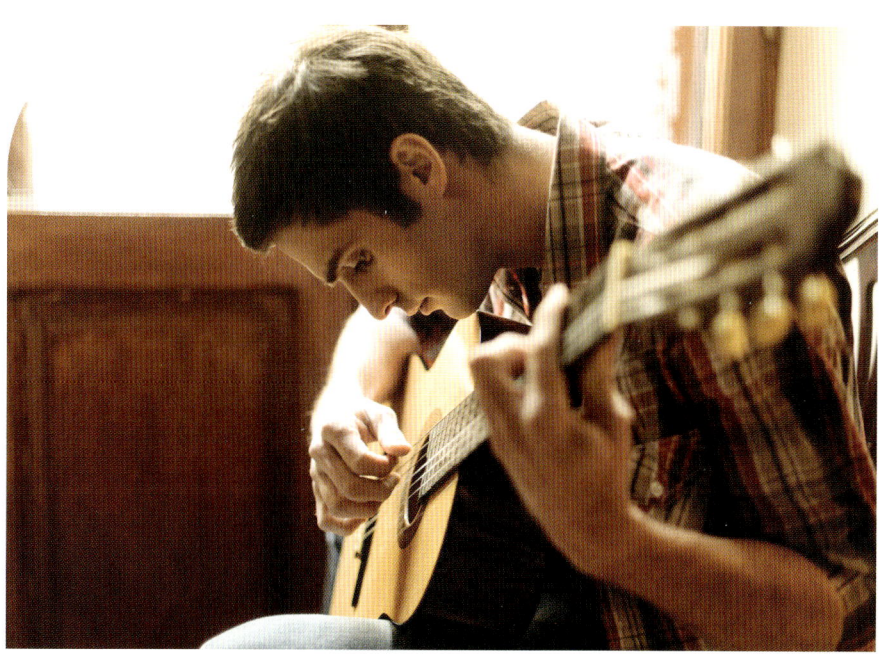

Sache. Gerade auch am Ende eines stressigen Tages, um sich für zehn bis 15 Minuten zurückzuziehen. Beruhigende Musik kann Wunder wirken! Vielleicht machen Sie ja Ihre Entspannungsübungen dazu. Sie sind müde und abgespannt, wollen aber noch die Bewegungsübungen machen? Dann legen Sie doch eher eine stimulierende Musik auf. Sie werden sehen, wie die Musik Ihnen auf die Beine hilft.

Denken Sie daran: Ihrer Fantasie sind keine Grenzen gesetzt. Das Leben kennt unendliche Möglichkeiten. Und daraus ergeben sich unzählige Kombinationen. Seien Sie neugierig und probieren Sie das aus! Entdecken Sie Bereiche in Ihrem Leben, die Sie tatsächlich „bereichern" können.

- Wovon träumen Sie, was sind Ihre innersten Wünsche?
- Welches Hobby begeistert Sie?
- Wollten Sie nicht ein Musikinstrument spielen, töpfern, tanzen oder eine Fremdsprache erlernen?

Trotz aller Tipps und Tricks kann es immer wieder zu Einbrüchen kommen. Wenn Sie mit dem Gedanken spielen aufzugeben, denken Sie an Folgendes:

Wenn Sie als kleines Kind bei den ersten Stürzen liegen geblieben wären, hätten Sie niemals laufen gelernt. Ein japanisches Sprichwort lautet: **„Siebenmal hinfallen, achtmal wieder aufstehen" (nana korobi, ya oki)**. Erfolgreich sein bedeutet: **Einmal mehr aufstehen, als man hingefallen ist!**

Optimieren Sie Ihren Alltag, indem Sie den Moment auskosten, stolz auf die bereits bewältigten Schritte sind und sich selbst belohnen. Beherzigen Sie möglichst viele Tipps und Tricks unseres Buches – halten Sie jedoch besonders an den rhythmisierten Fastenzeiten und den regelmäßigen Bewegungseinheiten fest. Seien Sie sich gewiss – Scheitern ist ein Teil des Erfolges und macht Sie auf Ihrem Weg nur noch stärker.

https://www.youtube.com/watch?v=zCBLA9eYlJc&list=PLfn-9BoBLv0tvTOVCbhbxJkaXld-xqNOqT&index=2

➡ **Wir wünschen Ihnen viel Erfolg und Spaß bei dieser Stufe unseres Konzepts. Bitte schlagen Sie das Buch an dieser Stelle zu und lesen Sie erst in 14 Tagen weiter.**

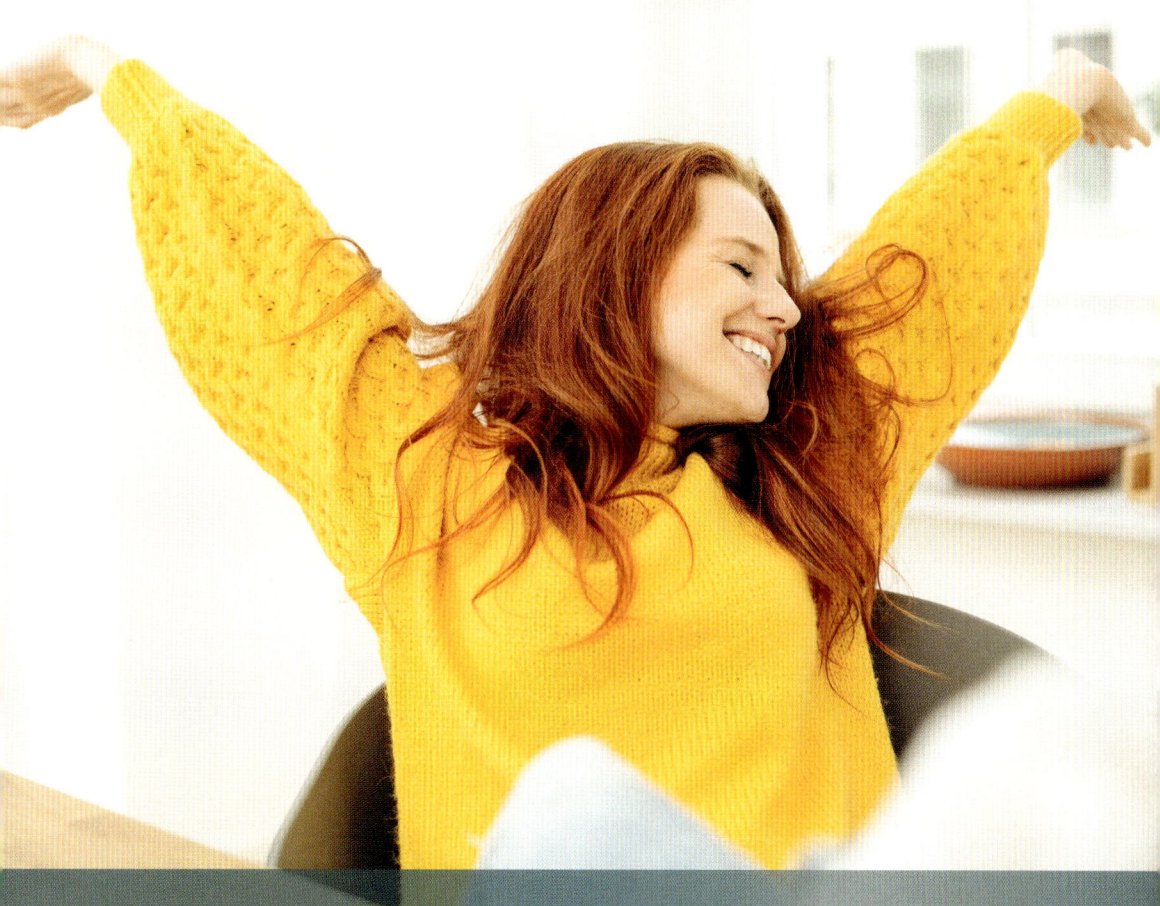

7

Lass dein Ziel
dich finden

„Der Weg ist das Ziel"
Konfuzius

Erinnern Sie sich noch an das Gefühl, als Sie die ersten Zeilen dieses Buches gelesen haben?

Sie dachten vielleicht: „Ist das schon wieder so eine Diät, von denen ich schon so viele erfolglos ausprobiert habe? Oder ist das eines von jenen Bewegungsprogrammen, die ich nie durchhalten konnte?" Mit den nächsten Zeilen haben Sie dann bemerkt, dass es hier um etwas anderes geht, nämlich um eine Lebensschule zur Erlangung des Gleichgewichts:

Wir wollen die Harmonie zwischen Körper und Geist wiederhergestellt wissen!

Das geht nicht von heute auf morgen, sondern in vielen kleinen Schritten. Schließlich geht es darum, die Signale unseres Körpers wieder richtig zu verstehen. Wir müssen wieder lernen, auf unsere innere Stimme und auf unser Bauchgefühl vertrauen zu können. Dazu benötigen wir unser ureigenstes natürliches Gespür dafür, was uns guttut und was

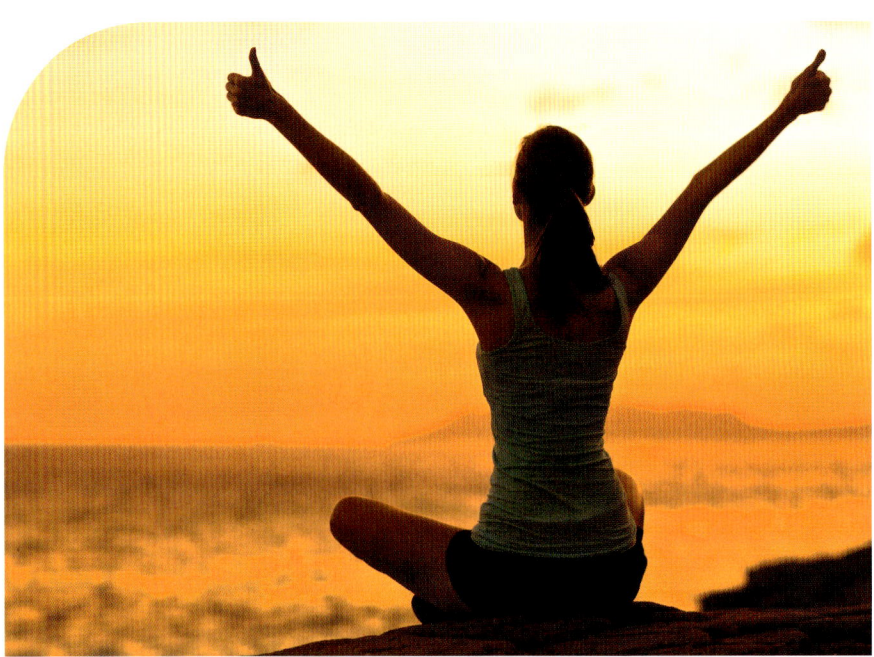

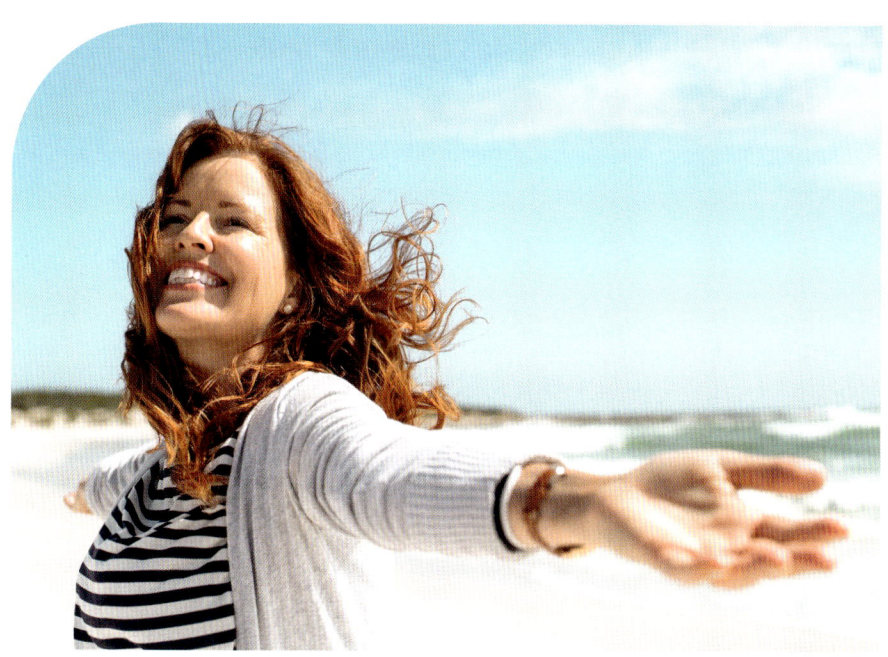

nicht gut für uns ist. Um das zu erreichen, hilft es uns vielleicht, uns erneut an die Geschichte mit dem Elefanten zu erinnern. Es bringt nichts, nur die Beine oder den Rumpf des gewaltigen Tieres zu betrachten. Nur wenn wir den Elefanten als Ganzes betrachten, können wir erkennen, dass es sich um einen Elefanten handelt.

Auf uns selbst übertragen bedeutet dieses Beispiel, dass es wohl wenig nützt, wenn wir nur einzelne „Symptome" behandeln. Erfolg haben wir nur, wenn wir uns in unserer Gesamtheit ganzheitlich betrachten und so wieder ins Gleichgewicht bringen. Dazu gehören neben unserem Körper auch unsere Psyche und unsere Seele.
Darum ist es unserem Team ein Anliegen, über kleine Schritte unseren Körper und uns selbst wieder stark zu machen. Und das nicht durch Gebote oder Verbote, sondern darüber, dass wir nicht gegen, sondern mit unserem Körper arbeiten. Dadurch schaffen wir es, nicht nur in ein seelisches, sondern auch in ein körperliches Gleichgewicht zu kommen. Alles, was unharmonisch, aus dem Takt war, haben wir wieder in einen natürlichen Rhythmus zurückbringen können.

Das größte Geheimnis ist das eigene Leben

Wir sind am Ende dieses Buches, jedoch am Anfang eines neuen Lebens. In den hinter uns liegenden letzten Wochen hat sich sehr viel bewegt. Wir haben unseren Biorhythmus wiedergefunden, haben unsere innere Ruhe und Kraft wiedergefunden, bewegen uns zum richtigen Zeitpunkt, haben unseren Muskelapparat wieder stärken können, kochen uns zwei geschmackvolle Mahlzeiten nach dem Prinzip des Glykämischen Index, haben ein Gefühl für richtige Nahrungsmittel entwickelt, trinken ausreichend viel Wasser oder Tee und haben dadurch unsere Lebensfreude wiederentdeckt!

Mittels der einzelnen Stufen haben wir unglaublich viel erreicht:

- 14 bis16 Stunden Fastenphase über Nacht oder 12 Stunden am Tag einzuhalten,
- Fette und Kohlenhydrate möglichst zu trennen,
- durch richtige Kohlenhydrate einen gesunden Stoffwechsel zu bewirken,
- uns in Stresssituationen durch Entspannungsübungen zu helfen,
- Ausdauerbewegung in der Fastenphase auszuüben,
- mit Muskelaufbautraining zu einem angenehmen Körperempfinden zu kommen,
- die Kraft des Wassers für uns zu nutzen und
- ein neues Lebensgefühl zu entdecken.

Wir kaufen herrlich ein, genießen geschmackvolle Mahlzeiten, freuen uns alle zwei Stunden auf eine Handvoll Wasser, haben Freude an unserem Alltag und Treppen zu unseren Freunden gebaut, haben Spaß an positiven Ablenkungsstrategien, träumen wieder unsere Träume und verwirklichen sie.

Heute können wir uns darauf verlassen:

- unser Hunger kommt zum richtigen Zeitpunkt,
- wir stillen ihn durch die richtige Nahrung, die vom Körper zur Gänze verbrannt wird.

Haben wir das alles wirklich erreicht, dann haben wir unser Übergewicht nicht nur „behandelt", sondern im wahrsten Sinne geheilt. Behandeln bedeutet nämlich nicht mehr, als dass sich eine Erkrankung messbar verbessert. Sie nehmen also ein paar Kilos auf der Waage für eine gewisse Zeit ab. Heilen hingegen ist ein Prozess, der den Menschen in seiner Ganzheit wiederherstellt – und das nachhaltig und langfristig.

In den zurückliegenden Monaten haben wir an uns selbst erlebt, wie wir durch die Einhaltung von Fastenphasen und eine einfache Bewegungsmaximierung unseren Körper zu effektivem Fettverbrennen verhelfen konnten. Wir haben an uns aber auch erfahren, wie wohltuend „mentale Fitness" ist. Die konnten wir erreichen, indem wir gelernt haben, mit einfachen Mitteln unseren Alltag zu optimieren und den Alltagsstress zu bewältigen. Alle diese kleinen Schritte hatten nur eines zum Ziel: durch Ihr erworbenes Wissen über medizinisches Intervallfasten, eingebettet in unser Stufenkonzept, zu Ihrem inneren und äußeren Gleichgewicht gelangen. Dies bedeutet einen Gewinn an Lebenserfahrung und Lebenserleichterung sowie eine Steigerung Ihres Wohlbefindens. Alle Menschen um Sie herum – vor allem aber Sie selbst – erkennen, was im Zusammenspiel von Körper und Geist alles möglich ist. Sie sind nun in der Lage, aus Ihrer eigenen Mitte heraus äußeres Gewicht zu reduzieren oder beizubehalten und inneres Gleichgewicht zu erlangen. Das spüren alle in Ihrem Umfeld!

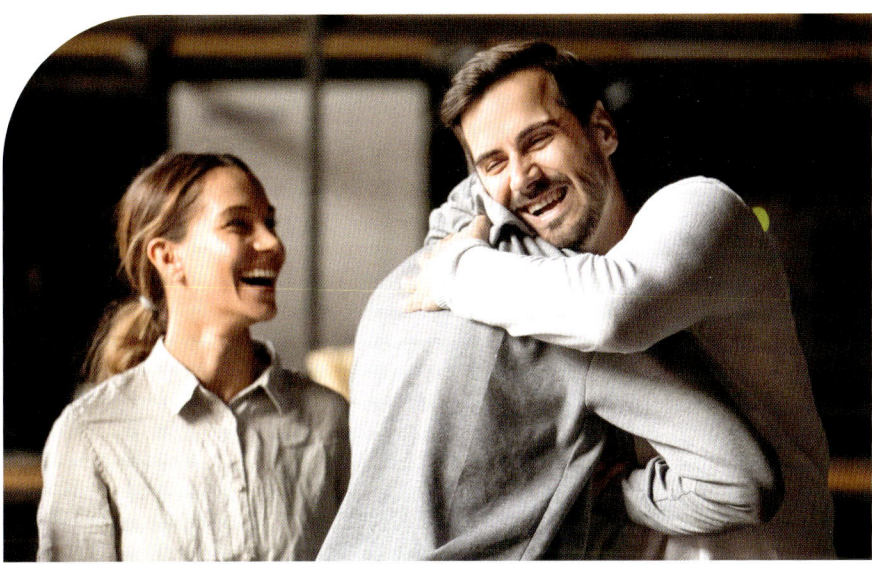

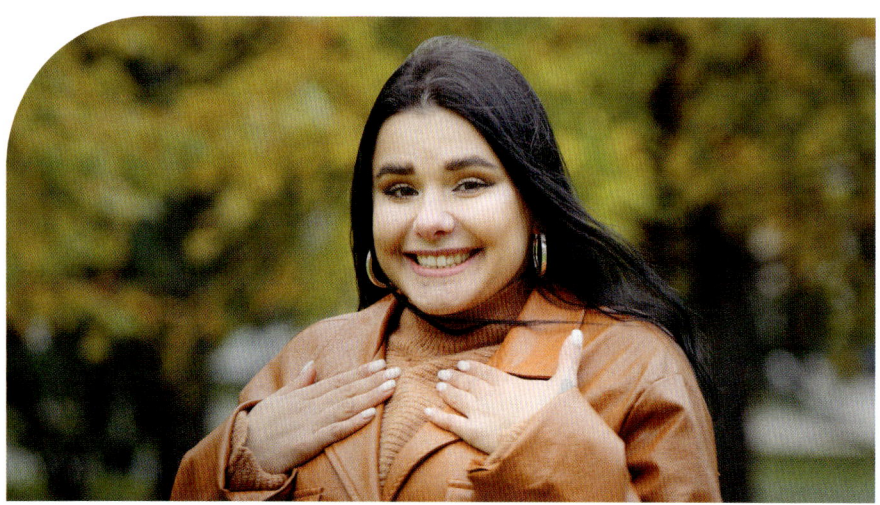

Ist das, was wir in diesem Buch beschreiben und einige von Ihnen in den letzten Wochen als persönliche Erfolgsgeschichte an sich selbst erlebt haben, verallgemeinerbar?
„Trifft das auch auf mich zu?", werden sich vielleicht einige von Ihnen fragen, die das Buch beim Hineinschauen gerade hier aufgeschlagen haben.

Wir wissen doch, wie unterschiedlich Menschen ihr Leben gestalten und wie wichtig es ist, persönliche, berufliche und kulturelle Hintergründe zu berücksichtigen. Wir wissen, wie verschieden Lebenseinstellungen, Bedürfnisse und Wünsche sein können. Das stimmt, und ist das nicht wunderbar? Jeder Mensch ist eine andere Persönlichkeit. Jede/r von uns hat andere Talente und Fähigkeiten. Hat andere Leidenschaften, Träume, Wünsche! Aber leben wir auch danach? Lassen wir unsere Fähigkeiten zur Geltung kommen? Pflegen wir unsere Leidenschaften?

Als Kind spürten wir alle diese in uns schlummernden Potentiale – weil wir noch den Mut hatten, von großen Zielen zu träumen. Mit jedem weiteren Lebensabschnitt haben wir nur allzu oft ein bisschen davon aufgegeben und unsere Kraft zu träumen verloren. Genau diese Kraft haben wir nun wieder entdeckt.

Wie schon Eleonore Roosevelt sagte:
„Die Welt gehört jenen Menschen, die an die Schönheit ihrer Träume glauben."

Jeder Mensch besitzt diese Fähigkeit. Jeder Mensch kann leidenschaftlich lieben und durch die Kraft der Liebe großes Glück erleben. Wir alle waren einmal in unserem Leben verliebt und kennen dieses unglaubliche Gefühl. Liebe und Leidenschaft sind die wichtigsten „Glücklichmacher" der Menschheit. Inzwischen sind sie oft durch andere, künstliche Glücklichmacher aus der Nahrungsmittelindustrie ersetzt worden. Wir sollten erkennen, dass dieser Ersatz das „Original" im wahrsten Sinne des Wortes nicht ersetzen kann. Darum geht es in diesem Buch: unsere ursprünglichen „Glücklichmacher" wiederzuentdecken und uns wieder auf unsere leidenschaftliche Liebesfähigkeit zu besinnen.

Der legendäre Wiener Psychiater Viktor E. Frankl, Begründer der Logotherapie, vertrat die Meinung, dass ein Großteil der psychischen Belastungen dadurch zustande kommt, dass die Menschen den wahren Sinn ihres Lebens verloren haben. Wenn dieser Sinn wiedergefunden wird, dann ist die Heilung vollständig. Dass es nur als junger, aktiver Mensch möglich ist, diese Ziele zu verwirklichen, und es irgendwann zu spät sein könnte, stimmt nicht. Viele Menschen aus unseren Kursen könnten Ihnen stundenlang über ihr wiedergefundenes Ziel berichten. **So unterschiedlich wir auch sind, es ist für jeden von uns möglich.**

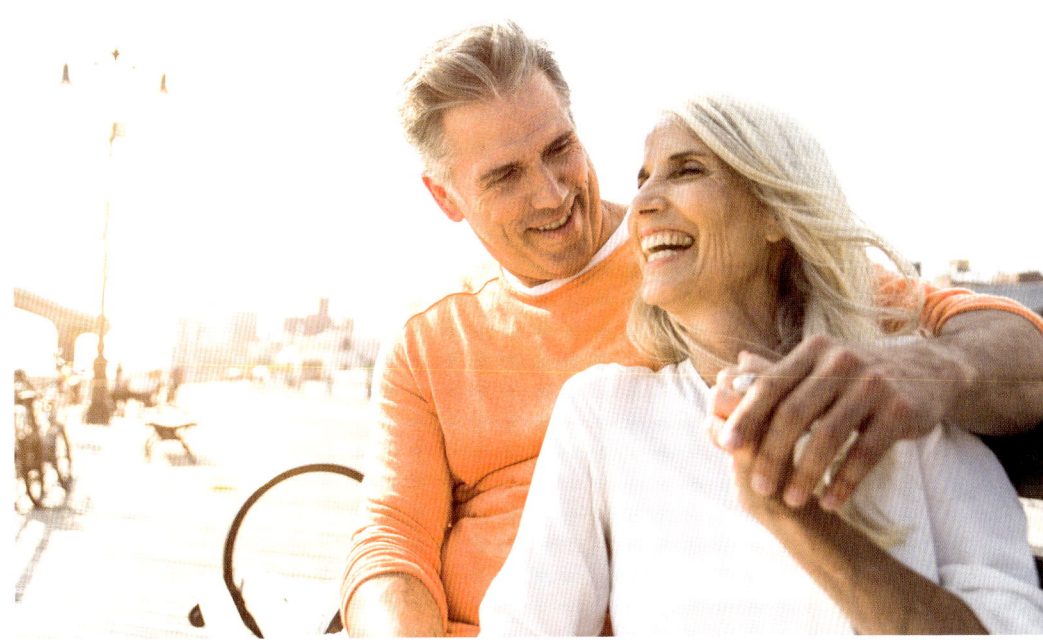

Schenken wir unseren Phantasien wieder mehr Aufmerksamkeit. Alles andere kommt dann wie von selbst!

Mit anderen Worten:
Lasse dein Ziel dich finden!

Schon Wilhelm von Humboldt wusste:
„Der Mensch kann immer sehr viel für sein inneres Glück tun, und was er äußeren Ursachen sonst abbetteln müsste, sich selbst geben".

Wir freuen uns mit Ihnen und darüber, dass wir Sie in einen neuen Lebensabschnitt begleiten durften. Sie haben sich die wichtigsten Grundlagen für ein „leichteres" Leben angeeignet. Es liegt in Ihrer Hand, diesen Weg des Gleichgewichts weiterhin zu beschreiten.

Vielleicht hat das Buch Ihnen neue Erkenntnisse über sich selbst gebracht. Wie bereits in einem vorangegangenen Kapitel erwähnt, stand über dem Orakel von Delphi die Aufschrift „Erkenne Dich selbst". Die Aufforderung dazu war der Schlüssel zur Deutung der Orakelsprüche – und nur so konnte der Fragende auch Antworten erhalten. Genauso verhält es sich mit diesem Buch. Das „Orakel" der Gewichtsreduktion bzw. des von uns so oft beschriebenen Gleichgewichts kann nur gedeutet und aufgelöst werden, wenn Sie sich selbst erkennen. Dies ist wahrlich keine leichte Aufgabe. Wir kennen das, wie schwer uns der Blick in den Spiegel fällt – wie ungleich schwieriger ist es dann noch dazu, in sein Innerstes zu blicken. Eine vielleicht wesentliche Methode hierfür besteht aus zwei Komponenten. Einerseits geht es um die Akzeptanz von uns selbst. Wir sind so unterschiedlich, wie wir Menschen nur sein können. Wir sind individuelle Wesen und keine reproduzierbaren oder reparierbaren Maschinen. Andererseits geht es darum, in kleinen, behutsamen und sehr persönlichen Schritten wieder zu uns selbst zu finden. In den asiatischen Kampfkünsten wird dieser Weg oft als „Do" bezeichnet und durch farbige oder schwarze Gürtel nach außen hin sichtbar. Dabei geht es jedoch immer um das Beschreiten eines äußeren (körperlichen) und inneren (philosophischen) Weges. Die farbigen Gürtel sagen dabei niemals etwas darüber aus, wie wir im Vergleich zu anderen sind, – sie geben vielmehr eine sehr persönliche Auskunft darüber, um wie viel wir uns im Vergleich zu uns selbst verändert haben. **Es geht um die Verbesserung der eigenen Fähigkeiten und nicht um das Messen mit anderen** – und dies abseits von jeglichem Egoismus.

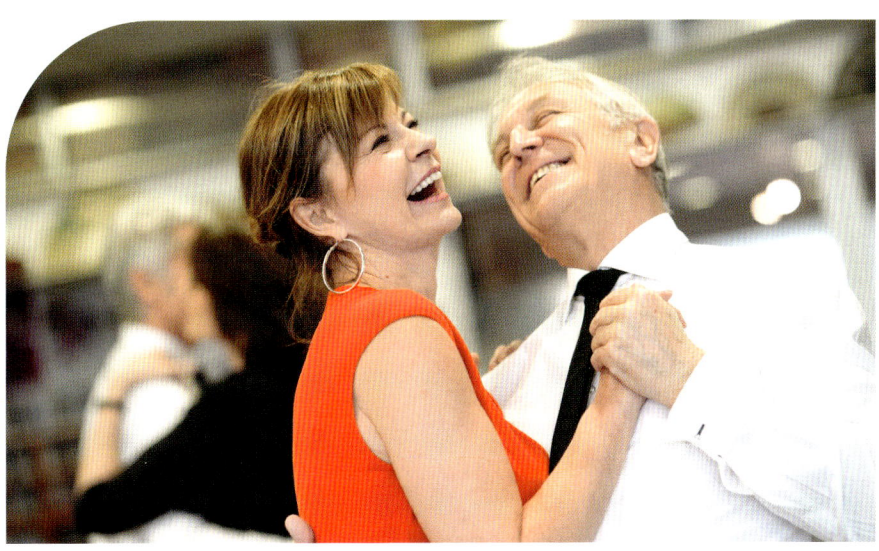

Sie können vielleicht erkennen, dass dieses Buch ebenso in Stufen aufgebaut ist. Keine davon beschreibt Sie im Vergleich zu anderen Menschen, jede davon beschreibt allerdings Ihren persönlichen Fortschritt. Und eines ist ebenso gewiss – **Sie sind nicht alleine auf Ihrem Weg zum Gleichgewicht.** Vielleicht mag es ein Zufall sein, vielleicht können Sie darin parallele Strukturen erkennen. Der Weg vom Träger des weißen Gürtels (Anfänger) zum schwarzen Gürtel (Meister) ist in den meisten japanischen Kampfkünsten in sieben Stufen unterteilt – ebenso wie unser Buch.

In unserer sogenannten modernen, schnelllebigen, flexiblen und vernetzten Welt ist es nicht einfach, Rückzugsorte zu finden. Stetiger Wettbewerb, das Streben nach unrealistischen Zielen und unerreichbare Körperbilder lassen uns immer öfter scheitern. Doch dieses Scheitern wird oftmals zur Qual, weil es gesellschaftlich nicht gutgeheißen wird und scheinbar kein Erfolgsparameter ist. Unsere Realität sieht jedoch gänzlich anders aus. Scheitern gehört zum Erfolg. Beide zusammen ergeben eine untrennbare Einheit, ein duales System wie Yin und Yang, wie Sonne und Mond, Tag und Nacht, Mann und Frau. Nicht der Kampf der Gegensätze, sondern ihre Verbindung ist Realität. Ohne Sommer gäbe es keinen Winter, ohne Kälte keine Hitze, ohne Schatten kein Licht. Wir lassen uns viel zu oft blenden und täuschen und erkennen nicht, in welch großem Gefüge wir leben. Dieses Gefüge besteht aus einem wiederkehrenden Rhythmus. Auf jeden Tag folgt eine Nacht. So verhält es sich auch mit unserem Weg zum Gleichgewicht. Und haben wir schlussendlich dieses wunderbare Gleichgewicht erreicht, befinden wir uns in unserer Mitte. Wir spüren uns und sind frei für Neues. Doch unweigerlich können wir wieder aus unserem Gleichgewicht gestoßen werden. So mancher Rückschlag bringt unsere Homöostase gewaltig ins Wanken. Doch das ist gut und wichtig! Nur so können wir uns wieder auf uns besinnen, nach innen schauen, uns spüren und uns (erneut) auf den Weg zur Meisterschaft (zum Gleichgewicht) machen.

Freuen Sie sich über das, was Sie geschafft haben. Sie haben sich bewiesen, dass Sie stark genug sind, eine solche Veränderung zu bewirken. Halten Sie nun daran fest und belohnen Sie sich selbst mit einem erfüllten, gesunden Leben.

https://youtu.be/57rdIXo5Er4

Bahabalance-Plattform

Seit Jahren ist das Team um Dr. Bahadori bereits bemüht, medizinisches Wissen möglichst vielen Menschen auf einfache Art zugänglich zu machen. In den letzten Jahren und Jahrzehnten geschah dies hauptsächlich in Form von Büchern, Seminaren, Vorträgen und persönlichen Gesprächen. Im Frühjahr 2020 beschloss das Team um Dr. Bahadori dann, einen neuen Schritt zu wagen – den Einstieg in die digitale Welt. So wurde der You-Tube-Kanal „Baha Balance" gegründet. Das Ziel besteht darin, möglichst viele Menschen mit medizinischem Wissen zu erreichen. Der Pioniergeist war stärker als alle kritischen Stimmen und so entstanden, vorerst mit einfachsten Mitteln, die ersten Videos. Mittlerweile hat der Kanal hunderttausende Aufrufe, zahlreiche Abonnenten und viele Mitwirkende. Baha Balance entwickelt sich kontinuierlich zu einem umfassenden Gesundheitskanal, der den Menschen aus östlicher und westlicher Sichtweise ganzheitlich betrachtet. Die Besonderheiten dabei sind, dass alle Mitwirkenden absolute Experten/-innen ihres Faches sind, dass der Kanal wissenschaftlich begleitet wird und dass „Baha Balance" in dieser Form im deutschsprachigen Raum wohl einzigartig ist!
Wir hoffen, Ihnen mit unserem Buch einerseits weitergeholfen zu haben, Ihr inneres und äußeres Gleichgewicht zu finden. Andererseits würde es uns freuen, wenn Sie unsere Videos auf „Baha Balance" ansehen, liken und abonnieren.

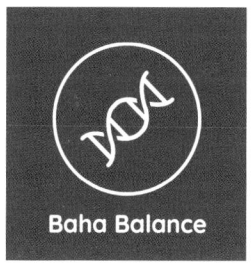

Baha Balance –
dein Start für ein gesünderes Ich!

www.youtube.com/c/BahaBalance

Die Autoren

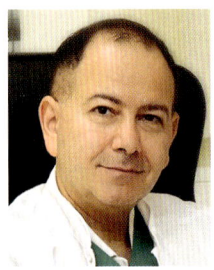

Priv.-Doz. Dr. med. Babak Bahadori ist Facharzt für Innere Medizin, Gastroenterologie und Hepatologie und leitet sein eigenes Ärztezentrum in Schladming (Österreich). Seit rund 30 Jahren gilt sein Arbeits- und Forschungsschwerpunkt dem Übergewicht und den damit verbundenen Erkrankungen. Gemeinsam mit einem Expertenteam entwickelte er das Stufenkonzept.

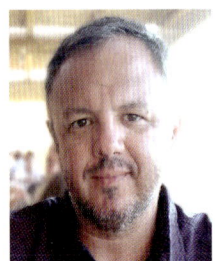

Dr. phil. Erwin Ditsios, MEd arbeitet als Pädagoge im Gesundheitsbereich. Als Autor gilt sein Forschungsinteresse vor allem dem Phänomen Stress, während er als Kampfkunstlehrer östliches und westliches Fachwissen verbindet. Er ist seit vielen Jahren Mitglied des Teams um Dr. Bahadori.

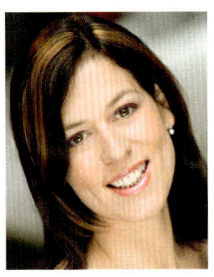

Iris Pestemer-Lach kämpfte jahrelang gegen ihr Übergewicht, versuchte zahlreiche Diäten und erreichte schließlich durch das Stufenkonzept ihr Ziel. Sie ergänzt als Autorin die wissenschaftlich fundierte Grundlage des Konzepts mit ihren Erfahrungen aus der Praxis und als Mitglied des Teams um Dr. Bahadori.